Nicolien van den Broeken

ZORGGERICHT
Leermiddelenreeks voor de verpleegkundige en verzorgende opleidingen

Werkboek voor kwalificatieniveau 4, deelkwalificatie 411

Nicolien van den Broeken

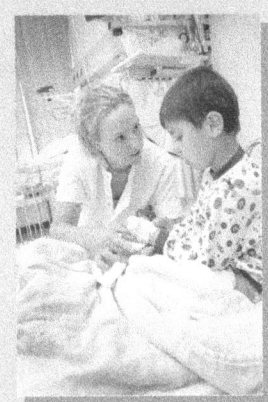

Zorgcategorie: kinderen en jeugdigen
Setting: kinderafdeling van een ziekenhuis

A. Gelton
P. de Groot
N. van Halem
T. Terink

Bohn
Stafleu
Van Loghum

© 2004 Bohn Stafleu Van Loghum, Houten

Alle rechten voorbehouden. Niets uit deze uitgave mag worden verveelvoudigd, opgeslagen in een geautomatiseerd gegevensbestand, of openbaar gemaakt, in enige vorm of op enige wijze, hetzij elektronisch, mechanisch, door fotokopieën, opnamen, of enig andere manier, zonder voorafgaande schriftelijke toestemming van de uitgever.

Voor zover het maken van kopieën uit deze uitgave is toegestaan op grond van artikel 16b Auteurswet 1912 j° het Besluit van 20 juni 1974, Stb. 351, zoals gewijzigd bij Besluit van 23 augustus 1985, Stb. 471 en artikel 17 Auteurswet 1912, dient men de daarvoor wettelijk verschuldigde vergoedingen te voldoen aan de Stichting Reprorecht (Postbus 3051, 2130 KB Hoofddorp). Voor het overnemen van (een) gedeelte(n) uit deze uitgave in bloemlezingen, readers en andere compilatiewerken (artikel 16 Auteurswet 1912) dient men zich tot de uitgever te wenden.

ISBN 978 90 313 3822 1
NUR 897

Omslagontwerp en vormgeving: Studio Imago, Amersfoort
Foto's: Hans Oostrum, Den Haag

Eerste druk, eerste oplage 2004
Eerste druk, tweede oplage 2007

Bohn Stafleu Van Loghum
Het Spoor 2
Postbus 246
3990 GA Houten

www.bsl.nl

Woord vooraf

Zonder jou zijn we nergens

Werken in de zorg is boeiend, afwisselend en uitdagend.
Werken in de zorg is soms ook zwaar, emotioneel en ondankbaar.
Werken in de zorg is vooral op een actieve manier omgaan met mensen, die voor de dagelijkse zorg voor een belangrijk deel op jou zijn aangewezen.
Dat vraagt nogal wat van je. Je moet zelfstandig en zorgvuldig kunnen werken, maar ook overleggen en samenwerken in teamverband. Je moet geduldig, creatief en volhardend zijn, maar ook je kunnen inleven in de zorgen van mensen met zeer verschillende achtergronden, normen en waarden.
De methode *Zorggericht* wil net zo actief, boeiend, afwisselend en uitdagend zijn als de beroepspraktijk zelf. Daarom sta jij in deze methode in het middelpunt van het leren. Vanaf de start speel je een actieve rol. Aan de hand van levensechte voorbeelden uit de beroepspraktijk (casussen) voer je allerlei gevarieerde opdrachten uit, vaak zelfstandig, maar ook in groepsverband. Op school, in het open leercentrum, bij het practicum, maar ook op het werk of tijdens de stage. Je staat er niet alleen voor.
De school, de zorginstelling en de docenten zorgen voor een uitdagende leeromgeving, waar je met plezier naartoe gaat.
In de methode *Zorggericht* ben je zelf verantwoordelijk voor je leerresultaten.
Neem die verantwoordelijkheid!

Veel succes.

De redactieraad

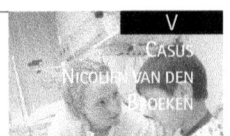

Redactionele verantwoording

Zorggericht heeft gekozen voor een concept van leren en onderwijzen, waarin de deelnemer wordt geactiveerd individueel of in een groep sturing te geven aan het leerproces. De deelnemer bepaalt 'mede' wat er gedaan wordt, hoe er gewerkt wordt, welke resultaten behaald moeten worden en hoe er feedback wordt gegeven. In dit leerconcept is motivatie een belangrijke voorwaarde voor het ontwikkelen van zelfregulerende vaardigheden door de deelnemer. Hierin ligt ook een belangrijke rol voor de docent: het scheppen van een aantrekkelijke, van de beroepspraktijk afgeleide, leeromgeving waarin de deelnemer uitgedaagd wordt zelf initiatieven te nemen en zelf verantwoordelijkheid te dragen. De traditioneel sturende rol van de docent maakt plaats voor een begeleidende, coachende en stimulerende rol.

Een deelnemer die zelfstandig leert kan:
- kennis en vaardigheden opnemen, integreren en toepassen (cognitieve activiteiten);
- zijn eigen leerproces (mede)organiseren (zelfregulerende activiteiten);
- zijn motivatie bij het leren vergroten (affectieve activiteiten);
- de verschillende leeractiviteiten in toenemende mate zelfstandig of samen, zonder sturing van de docent uitvoeren.

Zelfstandig leren is naast een visie op leren en onderwijzen ook een proces van toegroeien naar dat zelfstandig leren. Dit vraagt om een procesgerichte methodiek van instructie en begeleiding. De methodiek van procesgerichte instructie en begeleiding krijgt als volgt vorm:
- het aanbieden van de leerstof in de vorm van casussen, die kernproblemen representeren uit de beroepspraktijk, waarbij elke casus is opgebouwd volgens een vast stramien van oriënteren, uitvoeren en terugkijken.
- het verwerken van de leerstof op drie niveaus:
  - informatie opnemen (o);
  - informatie integreren (i);
  - informatie toepassen (t).
- een mix aan gevarieerde, activerende werkvormen die de leerlingen uitdagen tot een zelfstandige en actieve verwerking van de leerstof, en reflectie op het leerproces.

De kernproblemen en sleutelkwalificaties uit de beroepspraktijk van helpenden, verzorgenden en verpleegkundigen vormen het uitgangspunt voor de leerstof van *Zorggericht*. De eindtermen van DK 411 komen aan de orde in het boek *Nicolien van den Broeken*.

De redactieraad staat open voor ervaringen en suggesties van gebruikers.

Inhoud

Pagina **V**		Woord vooraf
Pagina **VII**		Redactionele verantwoording
Pagina **1**		Casus Nicolien van den Broeken
Pagina **7**		Oriëntatie op de casus
Pagina **10**		Planning van de casus
Pagina **11**	**Leertaak 1:**	Kind en zorg, toen en nu
Pagina **16**	**Leertaak 2:**	Beer in het ziekenhuis
Pagina **22**	**Leertaak 3:**	Geen traantjes meer
Pagina **27**	**Leertaak 4:**	Pffffff!
Pagina **34**	**Leertaak 5:**	"Mijn mamma moet het doen"
Pagina **40**	**Leertaak 6:**	Hoe moet het nu met school?
Pagina **47**	**Leertaak 7:**	Nicolien ontwikkelt zich
Pagina **54**	**Leertaak 8:**	Word ik nog wel beter?
Pagina **61**	**Leertaak 9:**	Kwetsbaar en klein
Pagina **66**	**Leertaak 10:**	Zorg en financiën
Pagina **70**	**Leertaak 11:**	24-uurszorg
Pagina **75**		Evaluatie van de casus
Pagina **77**		Literatuur

Casus Nicolien van den Broeken

Even voorstellen: dit is Nicolien!

Nicolien opent de schuurdeur met haar sleutel en rijdt haar fiets naar binnen. Het was koud vanavond op de fiets. Ze denkt terug aan haar uurtje sport. Het doet haar goed iedere week even haar gedachten te verzetten. Tijdens het sporten heeft ze echt geen tijd om aan iets anders te denken dan aan haar spieren en de snelheid waarmee ze zich moet bewegen.

Eenmaal binnengekomen springt ze snel onder de douche. Ze is moe en wil graag naar bed want morgen heeft ze weer een vroege dienst. "Hoe zou het met Mathijs zijn?" vraagt ze zich af terwijl ze zich afdroogt. Mathijs is een baby van negen weken die Nicolien vandaag op de kinderafdeling waar ze werkt heeft opgenomen. Het jongetje dronk niet goed meer, was erg benauwd, moest spugen door het hoesten en kreeg medicijnen om te vernevelen. Zijn ouders waren erg ongerust, logisch.

"Ik ben benieuwd wie er morgen nog meer een vroege dienst heeft", bedenkt ze terwijl ze haar tanden poetst. Natuurlijk is Gerard er, de teamleider. Hij was er ook twee weken geleden bij toen ze haar eindpresentatie ter afsluiting van de specialistische vervolgopleiding kinderverpleging hield op school. Het was prettig dat hij erbij was, want ze was best nerveus geweest die dag.

Al snel valt ze in slaap.

De kinderafdeling

De volgende ochtend om 6.40 uur fietst Nicolien naar het ziekenhuis, ze woont maar een kwartiertje fietsen van haar werk. Sinds twee jaar heeft ze een eigen appartement. Tevreden denkt Nicolien dat ze het best naar haar zin heeft zo in haar huis en op haar werk. Ook al is ze nu kinderverpleegkundige, ze leert nog elke dag nieuwe dingen.

Zo, ze is er al weer. Nicolien zet haar fiets op slot en loopt naar de hoofdingang van het ziekenhuis. Ze groet de portier die haar inmiddels ook al goed kent. Hij feliciteert haar nog met het behalen van haar diploma. "Dat hij daar nog aan denkt zeg, daar word je blij van", denkt Nicolien. Ze neemt de trap naar de derde verdieping, want daar is 'haar' kinderafdeling.

Nicolien trekt snel haar uniform aan in de kleedruimte en gaat naar de teampost. Daar zitten haar collega's al te wachten. Ze maakt kennis met Hilly, de nieuwe stagiaire. Nicolien gaat Hilly begeleiden; ze kan zien dat Hilly een beetje zenuwachtig is deze eerste dag en ze probeert haar wat op haar gemak te stellen. De ochtendploeg heeft nog tijd om een kopje thee te drinken terwijl ze de rapporten van de nachtdienst leest.

Het team bespreekt wie er vandaag op de couveusekamer, de vierpersoonszaal en op de boxen gaat werken. Voor de continuïteit van zorg is het goed als de teamleden zo veel mogelijk voor dezelfde kinderen zorgen. Gerard geeft aan dat hij weer voor Marieke en Jesse wil zorgen, dat heeft hij de afgelopen twee diensten ook gedaan. Zij liggen samen op zaal. "Ik wil graag voor de kinderen op de boxen zorgen, net als gisteren", zegt Nicolien.

Er zijn vandaag geen geplande opnames. Nicolien weet uit ervaring dat de twee nu nog lege boxen nooit lang leeg blijven; er komen vaak acute opnames.

Zij leest samen met Hilly de rapporten over Wietse, Yasmine, Femke en Mathijs, zodat Nicolien telkens wat informatie over de kinderen aan Hilly kan geven. Nicolien spreekt met Gerard af om de zorg voor Marieke en Jesse over te nemen als hij vanmiddag naar een bespreking moet.

Femke knapt op

Nog voordat Nicolien en Hilly samen een plannetje hebben gemaakt hoe ze vandaag gaan werken, gaat de bel op kamer 14, daar ligt Femke, een meisje van 4 jaar. Zij gaan samen naar haar toe. Femke ligt rustig in bed met haar barbiepoppen te spelen. "Wat een verschil met een paar dagen geleden", denkt Nicolien. Toen werd Femke acuut opgenomen met een meningitis. Ze was erg ziek, had hoge koorts en was suf. Bovendien had ze al enkele petechiën op haar benen. Nadat ze antibiotica had gekregen knapte ze best snel op, maar ze moet het nog heel rus-

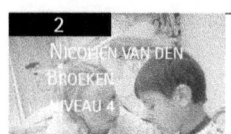

tig aan doen. De moeder van Femke is blijven slapen en heeft het badje vol laten lopen, zij wil Femke in bad doen maar ze heeft een infuus in haar arm. "Nicolien, zou je me willen helpen met het uitkleden van Femke?" vraagt ze. "Natuurlijk", zegt Nicolien, terwijl ze de temperatuur van het badwater controleert. Ze helpt Femkes moeder en maakt ondertussen een praatje over de barbies met Femke. Femke herkent Nicolien en babbelt gezellig terug. Het uitkleden waarbij de infuuszak en -slang door haar nachtpon worden gehaald is intussen bekend voor Femke en ze laat het probleemloos toe.

Wietse is een bekende

Terug in de zusterpost bespreken Nicolien en Hilly hoe ze vandaag het beste kunnen samenwerken. Ze besluiten dat ze vandaag vooral samen opwerken, en dat Hilly het zelf aangeeft als ze iets zelfstandig wil doen. "Ik begin mijn dienst altijd met een rondje langs de kinderen", vertelt Nicolien aan Hilly. "Daarna ga ik naar de medicijnkamer om medicijnen voor 'mijn' kinderen klaar te maken", vervolgt ze haar uitleg.

Nicolien gaat eerst bij Wietse kijken. Bij Wietse slapen geen ouders, maar daar is Wietse al aan gewend, hij is ook al 9 jaar. Het is voor de ouders van Wietse niet te organiseren om elke nacht bij Wietse te slapen. Zij werken allebei en Wietse heeft nog twee zusjes. Elke ochtend bellen zijn ouders even om te horen hoe het met Wietse gaat, en dan geven ze meteen door wie er die middag komt en hoe laat. Meestal komt zijn vader of moeder, en soms oma. Zij blijven bij hem totdat hij gaat slapen, dat vind Wietse wel prettig, want het is in het ziekenhuiskamertje toch heel anders dan thuis.
Wietse is al driemaal eerder op de afdeling opgenomen geweest. Hij kent de meeste verpleegkundigen, en natuurlijk Anneke, de pedagogisch medewerkster. Nicolien heeft in het verpleegplan gelezen dat vandaag de verpleegkundige gespecialiseerd in COPD bij hem langskomt. Zij begeleidt Wietse in de thuissituatie en tijdens de opname en houdt goed in de gaten of en hoe hij zijn medicijnen inneemt.
Wietse is opgenomen omdat zijn COPD-klachten flink verergerd waren, en de kinderarts twijfelt of Wietse zijn medicijnen wel regelmatig en op de juiste wijze inneemt. Hilly geeft aan dat zij het wel ziet zitten om Wietse met de verzorging te helpen. Zij helpt Wietse eerst met zijn ontbijt; dat kan hij zelf, maar samen is natuurlijk gezelliger. Gisteren had Nicolien geen tijd om bij Wietse te zijn met het ontbijt, dus het komt goed uit dat Hilly er nu is.

Yasmine ligt geïsoleerd

Nicolien loopt ondertussen naar Yasmine. Yasmine is een meisje van 2 jaar en zij ligt geïsoleerd in verband met een besmettelijk virus. Als gevolg van een gastero-enteritis is Yasmine gedehydreerd. Voor Nicolien de kamer binnengaat trekt ze een schoon schort en handschoenen aan. Yasmine en haar vader Sharif zijn net wakker. Tot nu toe heeft Nicolien alleen met de moeder van Yasmine kennisgemaakt. "Goedemorgen, ik ben Nicolien en ik ben vandaag verantwoordelijk voor de zorg voor Yasmine", zegt ze. Daarna maakt ze contact met Yasmine door samen met haar plaatjes te kijken in een boekje. Yasmine kijkt nog wat angstig naar Nicolien.
Op de kinderafdeling worden geen witte uniformen meer gedragen, maar gekleurde T-shirts. Toch kan Yasmine zich nog heel goed herinneren dat ze een neussonde heeft gekregen van een collega van Nicolien en ze is daardoor erg op haar hoede. Nicolien weet dat natuurlijk wel en ze is blij dat de sonde goed gefixeerd is. Voordat ze opnieuw sondevoeding aansluit zal ze nog wel even controleren of de sonde nog in de maag zit; voorlopig hoeft ze geen akelige handelingen

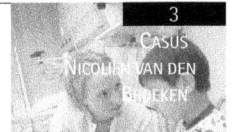

te verrichten bij Yasmine. Behalve het temperaturen dan, maar dat is Yasmine inmiddels gewend. Sharif verzucht opgelucht: "Ik ben zo blij dat Yasmine niet meer spuugt, ik kan zien dat ze goed opknapt en ook de diarree wordt minder. Gisteravond heeft ze al om brood gevraagd."

De keukenzuster komt binnen met een ontbijtje voor Sharif en een kopje koffie. "Smakelijk eten", wenst Nicolien hem toe en ze belooft dat ze na het eten weer terugkomt. Ze noteert haar observaties op de daglijst. Voordat ze de sluis die de box van de gang scheidt verlaat, neemt ze de voorgeschreven maatregelen om een kruisinfectie te voorkomen. Nicolien is daar heel zorgvuldig in, stel je voor dat de andere kinderen op de afdeling dezelfde infectie krijgen.

Mathijs huilt

Zacht gehuil klinkt uit de box naast die van Yasmine. Ach, Mathijs huilt. Snel gaat ze de box binnen, ze trekt een overschort aan terwijl ze door het raampje naar Mathijs kijkt. Mathijs ligt zacht te huilen in zijn bedje. Hij voelt zich duidelijk nog niet lekker. De nachtdienst heeft doorgegeven dat hij vannacht wat extra zuurstof heeft gekregen. Toen hij gisteren door Nicolien werd opgenomen had hij dat nog niet nodig, nu dus wel. Nicolien pakt een gaasje van het nachtkastje en ze maakt zijn neusje en het neusbrilletje waardoor hij zuurstof krijgt schoon. Met een ander gaasje veegt ze wat slijm weg van het mondje van Mathijs. De uitslag van de kweek die ze gisteren had afgenomen is na het beëindigen van haar dienst binnengekomen. De kweek bleek wel degelijk positief te zijn. Mathijs heeft het RS-virus. Negen weken oud is hij en zo benauwd. Voorzichtig pakt Nicolien Mathijs op en houdt hem even rechtop tegen haar aan. Met haar ene hand ondersteunt ze zijn billetjes en met haar andere hand zijn hoofdje.

Ze voelt het kleine lijfje enigszins ontspannen. Zachtjes zingt ze een liedje en ze merkt dat Mathijs hierop reageert. Zijn ademhaling wordt rustiger en ook zijn zuurstofbehoefte neemt iets af. "Klein ventje toch", zegt Nicolien en ineens is ze zich erg bewust van het feit dat ze een goede keuze heeft gemaakt om op de kinderafdeling te gaan werken. Nadat ze hem heeft verschoond en getemperatuurd probeert ze hem een beetje drinken te geven uit een flesje. Dit kost Mathijs erg veel moeite en hij krijgt een flinke hoestbui. Nicolien besluit het restant van de fles via de sonde te geven; gelukkig heeft hij die gisteren al gekregen. Mathijs is erg moe en nadat ze eventjes met hem heeft geknuffeld legt ze hem voorzichtig weer terug in het bedje. Ze observeert zijn ademhaling en schrijft op de lijst de hoeveelheid zuurstof die hij nu krijgt om een goede saturatie te behouden. Dan verlaat ze, nadat ze de intercom weer heeft aangezet, zijn kamertje.

Nicolien begeleidt Hilly

Hilly loopt haar te zoeken en terwijl Nicolien zich omkleedt en haar handen wast steekt ze haar hoofd om de hoek van de deur. "Ik wilde vragen hoe het gaat met de medicijnen die Wietse nog moet krijgen", vraagt Hilly. Zij wil dat niet doen zonder Nicolien erbij. Nicolien vindt het een prima idee om nu eerst de medicijnen klaar te maken en ze dan door een collega te laten controleren. Ze smeert haar handen even in met een vette handcrème. Sinds het ziekenhuis is gaan bezuinigen op huidvriendelijke zeep, heeft ze soms het gevoel dat ze geen handen meer overhoudt na een paar dagen werken.

De meeste kinderen ontbijten nu en hebben haar even niet nodig. Nicolien legt aan Hilly het medicijnsysteem uit en vertelt over de werking en toedieningsvorm van de verschillende medicijnen. Ze vindt het leuk om een stagiaire te begeleiden; over een poosje komt er een bijscholing over werkbegeleiding en ze wil Gerard vragen of zij ernaartoe mag. Hilly stelt een aantal kritische vragen over het bereiden van de medicatie en samen discussiëren ze hierover. Nicolien vindt het goed dat een stagiaire niet alles zomaar aanneemt, daar leert zij zelf immers ook weer van.

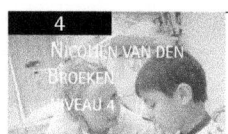

Sjoerd wordt acuut opgenomen

Gerard komt de medicijnkamer binnen. "Ik krijg net een telefoontje over een opname; een jongen van 16 jaar, Sjoerd, met een femurfractuur. Hij is via de Spoedeisende hulp (SEH) binnengekomen, en is nu naar de operatiekamer. Kunnen jullie hem opnemen?" Nicolien kijkt even bedenkelijk en bedenkt razendsnel wat ze nog moet doen; Mathijs is voorlopig klaar, voor Femke moet ze nog intraveneuze antibiotica klaarmaken en controles doen en Wietse gaat zo naar de speelkamer. Dan moeten de bedden worden opgemaakt, en dokter Joost komt om visite te lopen voor 'haar' kinderen. "Moet lukken Gerard", antwoordt ze.

Een uur later belt een verpleegkundige van de uitslaapkamer dat Sjoerd opgehaald kan worden. Nicolien en Hilly gaan Sjoerd samen halen. De moeder van Sjoerd zit naast hem, verpleegkundigen van de SEH hebben haar al eerder naar de uitslaapkamer gebracht, zodat zij bij hem was toen hij wakker werd. Na de overdracht van de verpleegkundige duwen Nicolien en Hilly de trolley met Sjoerd naar de afdeling, de moeder van Sjoerd loopt meteen mee. Onderweg maken ze al een praatje. Sjoerd is redelijk wakker en is in staat zelf de oorzaak van zijn beenbreuk te vertellen. "Ik ben op weg naar school met mijn brommer tegen een stenen muurtje aan geslipt, jemig wat deed dat een pijn, volgens mij heb ik de hele buurt bij elkaar geschreeuwd. Mijn vrienden zagen het gebeuren en hebben meteen een ambulance gebeld. Een uur later lag ik op de operatiekamer", eindigt Sjoerd zijn verhaal. Op de afdeling 'installeren' Nicolien en Hilly Sjoerd op een tweepersoonskamer. Hij wordt van de trolley op een bed getild; zijn been wordt op een Braunse slede gelegd; het infuus wordt aan een infuuspaal gehangen; de drain wordt aan het bed gehangen en de bel wordt binnen handbereik gelegd. Als ze daarmee klaar zijn, zegt Nicolien "Sjoerd, we helpen je even om je eigen T-shirt en boxershort aan te trekken, dat zit comfortabeler dan een operatiehemd."
Als Sjoerd weer aangekleed is kan Nicolien zien dat hij hier erg vermoeid van is; ze besluit hem te laten rusten zodat hij goed kan bijkomen van de ingreep en de narcose.
Nicolien werkt samen met Hilly aan de hand van het overdrachtformulier van de uitslaapkamer het verpleegplan bij. Ze spreken af dat Hilly zo meteen zijn temperatuur en pols controleert en het verband controleert op doorbloeden.

Ondertussen is het lunchtijd. Nicolien en Hilly gaan eerst samen met Gerard eten, want Gerard moet om half twee naar een bespreking. Nicolien draagt de kinderen voor de lunch over aan een collega: Sjoerd moet in de gaten gehouden worden; de inmiddels gearriveerde moeder van Mathijs wil hem een flesje geven en zij wil ook worden geholpen met de slangen van de zuurstof en de saturatiemeter, zodat zij hem zelf kan voeden. Wietse en Jesse eten samen met Anneke; Femke eet op haar kamer en wordt geholpen door haar ouders. Yasmine krijgt nog een dagje sondevoeding.
Als ze na de lunch weer op de afdeling komen zijn er geen bijzonderheden; Sjoerd heeft een paracetamol gekregen, die krijgt hij op vaste tijden. Zijn leraar van school heeft gebeld om te informeren hoe het met Sjoerd gaat. Ook is de chirurg langs geweest om Sjoerd te vertellen wat hij op de operatiekamer gedaan heeft; helaas was de moeder van Sjoerd net even weg van de afdeling, dus heeft de chirurg alleen met Sjoerd gesproken.
Gerard moet bijna weg, dus hij draagt de zorg voor Jesse en Marieke over aan Nicolien en Hilly.

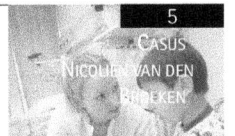

Jesse wil spelen

Jesse, een knulletje van 6 jaar, is een week geleden in verband met obstipatie opgenomen. Anneke, de pedagogisch medewerkster, heeft dagelijks contact met hem. Ze heeft hem voorbereid op onderzoeken en ze is ook meegegaan naar de röntgenafdeling toen er een foto gemaakt moest worden. "Zuster, breng jij me zo naar de speelkamer?", vraagt Jesse als Hilly en Nicolien de kamer binnenlopen. Hij vindt het fijn om te kijken naar de andere kinderen en samen met hen te spelen. "Ja hoor Jesse," antwoordt Nicolien "zodra het rustuur is afgelopen brengen Hilly en ik jou samen naar de speelkamer, oké?" Nicolien vindt Jesse een dapper ventje, hij kan zo leuk uit de hoek komen. Hij kijkt haar ook een beetje ondeugend aan, zo schuin van onder z'n petje vandaan, dat petje had hij al bij opname op.

Oma is bij Marieke

Naast Jesse ligt de 11-jarige Marieke. Marieke heeft acute lymfatische leukemie. Bij haar hangt een zak met cytostatica aan het infuus, ze is bezig met een kuur van vijf dagen. Ze moet in verband met de cytostatica veel vocht toegediend krijgen, dus ze plast ook veel. Haar vochtbalans moet bijgehouden worden. Ze krijgt medicijnen tegen de misselijkheid die redelijk helpen; ze spuugt niet, maar wil bijna niets eten.

Marieke kijkt veel video's, dat leidt haar af. De oma van Marieke is de hele middag aanwezig. "Hoi Marieke, dag mevrouw", zegt Nicolien en ze gaat even op de rand van het bed zitten. Ze kijkt een stukje video mee met Marieke en maakt een grapje over de hoofdpersoon van de film. Marieke zegt niets, maar schenkt haar wel een glimlach. Nicolien geeft Marieke een zacht kneepje in haar hand. Meestal heeft Marieke tijdens een kuur niet veel praatjes, het lijkt of ze in haar eigen wereld zit. Behalve als haar kleine broertje van 7 jaar op bezoek komt, dan leeft Marieke helemaal op en hebben ze samen dikke pret.

Overdragen aan de late dienst

"Het is al half drie, we moeten maar eens beginnen met de rapportage!" zegt Nicolien verschrikt terwijl ze op de klok kijkt. Ze halen het wagentje met de verpleegkundige dossiers uit de zusterpost en schrijven bij elk patiëntje de bijzonderheden van die dag en werken het verpleegplan bij. Ook kijken zij de medicijnmap goed na om te zien of ze daar nog veranderingen in aan moeten brengen.

De opname van Sjoerd werken zij samen uit, zodat Hilly kan zien hoe dat gaat. Nicolien wil nog even kort met Hilly evalueren. "Hoe heb je je eerste dag op de kinderafdeling ervaren?" vraagt ze aan Hilly. Hilly benoemt wat ze leuk vond en ook wat ze als moeilijk ervaren heeft. Nicolien vraagt om feedback over haar eigen functioneren als werkbegeleider.

En opeens is het drie uur 's middags en zijn de collega's van de late dienst alweer aanwezig. Nicolien en Hilly laten de collega's eerst de dossiers lezen en bespreken dan in het kort de vragen die zij nog hebben.

Op deze manier dragen zij de zorg voor de kinderen over en is hun vroege dienst afgelopen. Nicolien, Hilly en de andere 'vroege diensten' kleden zich om en gaan naar huis. Op de stoep voor het ziekenhuis zegt Nicolien haar collega's gedag: "Tot morgen!"

Oriëntatie op de casus

In de casus heb je kennisgemaakt met Nicolien van den Broeken. Zij is verpleegkundige en werkzaam op de kinderafdeling van een algemeen ziekenhuis. Op deze afdeling krijgt zij te maken met kinderen met zeer verschillende zorgbehoeften. Dit heeft te maken met de verschillende ontwikkelingsfasen waarin deze kinderen zich bevinden en de diversiteit van opnames op een kinderafdeling. Zo heeft Nicolien te maken met chronisch zieke kinderen, kinderen met een levensbedreigende aandoening, met psychosomatische problematiek en met acute en geplande opnames.
Bovendien spelen ouders een belangrijke rol op een kinderafdeling. Zij participeren in de zorg voor hun kind en kunnen 24 uur per dag aanwezig zijn. Dit betekent voor de verpleegkundige dat zij naast de zorg voor het kind, een taak heeft in de begeleiding van de ouders.

De kinderen uit de casus spelen een centrale rol in de uitwerking van de leertaken. Elk kind heeft specifieke verpleegkundige zorg nodig en de verschillende gezondheidspatronen zijn dan ook verweven in de casus.
De leertaken gaan uit van diverse thema's die relevant zijn in de huidige kinderverpleging. Ook worden er diverse vaardigheden die vaak op een kinderafdeling voorkomen, besproken.
Op deze manier en door een terugblik in de geschiedenis van de kinderverpleging, krijg je inzicht in wat er nodig is om kinderen op een adequate wijze te verplegen.

Een belangrijk aspect van het werk van verpleegkundigen is deskundigheidsbevordering. Nicolien begeleidt Hilly, een nieuwe stagiaire die voor het eerst op een kinderafdeling komt werken. Nicolien heeft nog niet veel ervaring met leerlingbegeleiding, maar is wel enthousiast en gemotiveerd om Hilly zo goed mogelijk de weg te wijzen op de kinderafdeling en haar te helpen in situaties die ze moeilijk vindt.

Als verpleegkundige vervult Nicolien gedurende de opname een centrale en coördinerende rol in het hele zorgproces. Hoe kan Nicolien alle werkzaamheden

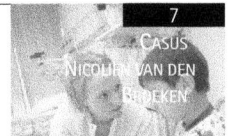

coördineren en hoe plant zij de zorg voor de verschillende kinderen? Deze vragen kom je tegen tijdens het werken aan de leertaken.

Er wordt van je verwacht dat je bereid bent je te verdiepen in de wereld van de kinderverpleging. Probeer je eens te verplaatsen in een van de opgenomen kinderen en probeer kritisch naar het functioneren van Nicolien te kijken. Een kind is afhankelijk van jouw manier van optreden. Het is belangrijk dat je altijd het belang van het kind vooropstelt en dat je je verplaatst in de situatie van het kind. Tijdens deze leertaken is samenwerken een belangrijk item. Er wordt vaak een beroep gedaan op je vermogen om samen te werken met groepsgenoten. Daarnaast ontwikkel je zelf waardevolle naslagwerken voor je eigen gebruik.

Oriëntatieoprdachten

Om je voor te bereiden op de leertaken maak je de volgende opdrachten. Je bereidt je individueel voor en bespreekt de opdrachten na in een groep.

1 Wat ga je leren?
   a Lees de casus aandachtig door, maak kennis met de kinderen die op de afdeling zijn opgenomen en met Nicolien en haar collega's.
   b Je bent tijdens het lezen verschillende namen van kinderen en medewerkers tegengekomen. Orden de gegevens; noteer alle personen en beschrijf wat je van ze weet (leeftijd, diagnose, specifieke kenmerken e.d.).
   c Herken je de verschillende gezondheidspatronen die verweven zijn in de casus? Welke kom je zoal tegen?
   d Wat komt het eerst in je op als je denkt aan zieke kinderen? Bespreek dit met je groepsgenoten.

2 Wat weet je er al van?
   a Heb je zelf ervaring met ziekte of opname in het ziekenhuis in je kindertijd?
   b Noem drie punten waarom het je leuk lijkt om op een kinderafdeling te werken.
   c Wat lijkt je moeilijk aan het werken op een kinderafdeling? Noem drie punten.
   d Wat valt je het meest op aan het werk van Nicolien? Kun je in de casus de verschillende taken die zij uitvoert herkennen?
   e Welke ziektebeelden kun je tegenkomen op een kinderafdeling (buiten de beschreven ziektebeelden in de casus)?
   f Welke leeftijdsgroep lijkt jou het leukst om te verzorgen en waarom? Welke leeftijdsgroep lijkt je het minst leuk en waarom?
   g Wat zijn volgens jou de grootste verschillen met een volwassenafdeling? Noem minstens zes verschillen.
   h Bespreek bovenstaande punten in je (stage)groep.

3 Hoe ga je het aanpakken? Bespreek onderstaande vragen in een subgroep.
   a Lees de leertaken globaal door en bekijk de verschillende aspecten van de taken. Welke onderdelen vragen om samenwerking, welke onderdelen kunnen beter individueel aangepakt worden? Gaat het om informatie zoeken, onderdelen bestuderen of om bijvoorbeeld een rollenspel of discussie?
   b Welke leertaken lijken je leuk om aan te werken? Kun je benoemen welk aspect je dan leuk vindt?
   c Bedenk ook welke leertaak je minder aantrekkelijk vindt en probeer bij jezelf te achterhalen waarom je deze taak moeilijk of minder leuk vindt.
   d Welke literatuur heb je nodig en op welke sites op internet kun je gaan kijken? Achter in het boek staan diverse suggesties voor literatuur.

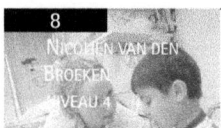

e Is het nodig om van tevoren afspraken over samenwerken te maken?
f Denk je dat er problemen te verwachten zijn bij het uitvoeren van de taken? Overleg met de docent hierover.

Planning van de casus

Hierna volgt een aantal 'leertaken'. Iedere taak begint met een gedeelte uit de casus, waarin een bepaald thema aan de orde komt. Na een korte uitleg van het thema volgen de doelstellingen en de planning. De uitvoering van elke leertaak bestaat uit verschillende opdrachten.

Bespreek met je docent hoe je de volgende leertaken gaat aanpakken en hoeveel tijd je eraan gaat besteden.

Leertaak 1:   Kind en zorg, toen en nu

Leertaak 2:   Beer in het ziekenhuis

Leertaak 3:   Geen traantjes meer

Leertaak 4:   Pfffffff!

Leertaak 5:   "Mijn mamma moet het doen"

Leertaak 6:   Hoe moet het nu met school?

Leertaak 7:   Nicolien ontwikkelt zich

Leertaak 8:   Word ik nog wel beter?

Leertaak 9:   Kwetsbaar en klein

Leertaak 10: Zorg en financiën

Leertaak 11: 24-uurszorg

Leertaak 1

Kind en zorg, toen en nu

Nicolien werkt als verpleegkundige op een kinderafdeling. De kinderen die door Nicolien worden verpleegd zijn van verschillende leeftijden. Zoals je wel zult weten zijn verschillende instanties verantwoordelijk voor de jeugdgezondheidszorg, zowel intra- als extramuraal.

Mathijs en Yasmine komen regelmatig op het consultatiebureau. Kinderafdelingen, zoals de afdeling waar Nicolien werkt, zijn gespecialiseerd in het behandelen en verzorgen van zieke kinderen. De kinderen waar Nicolien de zorg voor heeft hebben allemaal verschillende zorg nodig. Baby Mathijs heeft het RS-virus en wordt in een isolatiekamer verpleegd, Wietse heeft COPD en wordt op een zaal met andere kinderen verpleegd. De arts is verantwoordelijk voor de medische zorg en de verpleegkundige bewaakt en regelt de coördinatie van zorg rondom de kinderen. Om de veiligheid van de kinderen te waarborgen is de inrichting op de kinderafdeling aangepast en zijn er speciale voorzieningen getroffen, zoals spijlenbedjes, kastjes die goed sluiten; eigenlijk teveel om op te noemen.

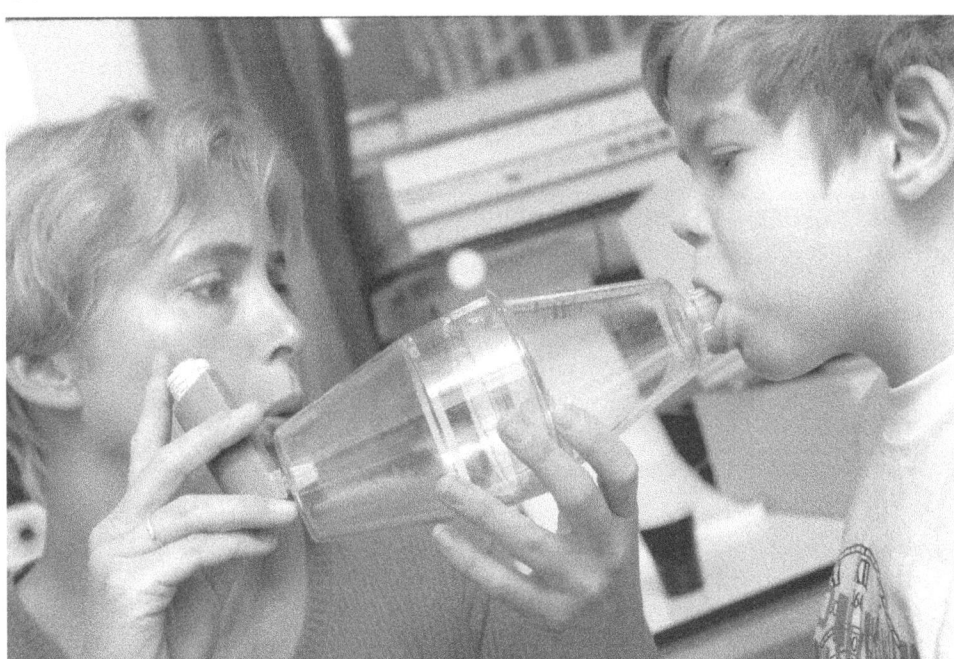

Inhalator met voorzetkamer voor kinderen.

Oriëntatie

Kinderen zoals Yasmine en Mathijs worden tegenwoordig op een kinderafdeling in het ziekenhuis opgenomen. Maar lang geleden waren er geen kinderafdelingen. Tot in de twintigste eeuw werd het kind gezien als een volwassene in het

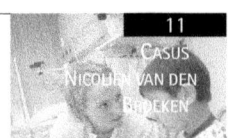

klein en werden zijn specifieke behoeften niet onderkend. In deze tijd worden zorg en begeleiding afgestemd op het kind; een kind heeft andere zorg en begeleiding nodig dan een volwassene.

We kunnen dus wel stellen dat de kinderen die in onze moderne tijd geboren worden en opgroeien, veel meer rechten hebben dan de kinderen in de twintigste eeuw. In deze leertaak maak je kennis met de rechten van het kind, maar ook met de verschillende vormen van opvang en zorg voor kinderen in zowel de intramurale als de extramurale zorg.

Je gaat individueel en samen met groepsgenoten actief informatie zoeken over de verschillende mogelijkheden die er zijn in de intra- en extramurale zorg. Ook ga je een stukje geschiedenis onderzoeken, om te leren wat er voor kinderen veranderd is sinds de negentiende eeuw.

Doelstellingen

Na het werken aan deze leertaak kun je:
- in hoofdlijnen beschrijven hoe de geschiedenis van zowel de intramurale als de extramurale kind- en jeugdzorg haar huidige vorm heeft gekregen
- uitleggen hoe in een algemeen ziekenhuis de verschillende leeftijdsgroepen van kinderen op een kinderafdeling worden onderscheiden en welke specifieke voorzieningen hiervoor nodig zijn
- verwoorden hoe de huidige vorm van kinderzorg zich in onze tijd heeft ontwikkeld
- de sociale zorg rondom het kind in kaart brengen
- de verschillen in de zorg voor zieke kinderen in andere landen aangeven
- aangeven welke organisaties wereldwijd voor de rechten van het kind opkomen.

Planning

Bespreek de opdrachten in deze leertaak met je begeleidend docent en schrijf op hoe en wanneer je daaraan gaat werken. Maak ook afspraken over het inleveren van de opdrachten.

Richtlijnen voor de studiebelasting:

Oriëntatie en planning	0,5	sbu
Opdracht 1	3	sbu
Opdracht 2	3	sbu
Opdracht 3	2	sbu
Opdracht 4	2,5	sbu
Opdracht 5	3,5	sbu
Evaluatie	0,5	sbu
Totaal	15	sbu

Literatuursuggesties
Voor het beantwoorden van de verschillende vragen in de opdrachten kun je gebruikmaken van websites en van folders die betrekking hebben op de verschillende onderdelen van de opdrachten. In de literatuurlijst achter in dit boek vind je suggesties voor boeken. In deze boeken wordt uitgelegd hoe met verschillende leeftijdsgroepen op een kinderafdeling in een algemeen ziekenhuis wordt omgegaan en welke specifieke voorzieningen er zijn.

Uitvoering

Opdracht 1 kind zijn door de tijd heen

Kinderen zijn er altijd geweest, maar zij werden vroeger anders benaderd dan tegenwoordig. Denk aan je eigen vroege jeugd of aan je basisschooltijd. Er is vast wel het een en ander in zo'n korte tijd veranderd. Hoe zal dit in de Middeleeuwen wel niet geweest zijn? Kind zijn in deze tijd betekent dat je als uniek individu benaderd wordt en niet als miniatuur-volwassene.

Beantwoord de volgende vragen:
a Hoe heb je je eigen kindertijd ervaren en hoe keken de volwassenen naar je toe je klein was? Heb jij dit als prettig of als betuttelend ervaren?
b Vond je het nu je terugkijkt prima zoals ze je aanspraken of vond je het juist kinderachtig?
c Ben je zelf wel eens in een ziekenhuis opgenomen geweest, of hebben prikken die je gekregen hebt (bijv. vaccinaties) veel indruk op je gemaakt?
d Is er misschien een andere gebeurtenis in je jeugd geweest die erg veel indruk op je heeft gemaakt en die je in dit verband wilt noemen? Realiseer je wel dat deze vraag veel bij jezelf kan oproepen, dus beantwoord deze vraag alleen als je je in de groep veilig voelt!
e Bespreek in een subgroep de antwoorden die je hebt gevonden op de vragen.
f Heeft iedereen dezelfde ervaringen of zijn er grote verschillen?
g Is er een overeenkomst in de ervaringen van de groepsleden? Heb jij die als prettig ervaren of zijn hier verschillende meningen over? Kijk bijvoorbeeld ook naar verschillende familie- of gezinsleden, zoals je oma of opa, je vader of je zus. Zijn er grote verschillen in de benadering?
h Vergelijk je gegevens met die van andere leerlingen.

Opdracht 2 kind en historie

In deze opdracht ga je je verdiepen in de wetgeving rondom het kind, over wat er geregeld is in Nederland: een verzorgingsstaat die veel regelt voor het welzijn van kinderen. Dat is ook wel eens anders geweest. Zoek in de literatuur in bronnenboeken en via internet informatie over hoe de ontwikkeling vanaf de negentiende eeuw tot nu toe is verlopen. Deze opdracht voer je schriftelijk uit in een subgroep.

a Bestudeer de literatuur die je hierover kunt vinden. In 1874 werd het 'Kinderwetje van Van Houten' van kracht. Wat is er toen wezenlijk veranderd voor het kind? Beschrijf dit in eigen woorden.
b Wat houdt de 'Verklaring van de rechten van het kind' in die door de Verenigde Naties werd aangenomen?
c Later werd het 'Handvest Kind en Ziekenhuis' van kracht; wat stond hier in en ben je het daarmee eens?
d Na de Tweede Wereldoorlog is er daadwerkelijk gestalte gegeven aan de specifieke rechten die aan het kind-zijn ontleend werden. Beschrijf in je eigen woorden wat er daadwerkelijk voor de kinderen veranderde. Neem in je beschrijving het sterftecijfer van kinderen voor en na de Tweede Wereldoorlog op en welke kinderziekten komen hier aan de orde?
e Wat werd er in het leven geroepen om het geestelijk en lichamelijk welzijn van de kinderen te verbeteren?
f Vergelijk de doodsoorzaken van kinderen aan het eind van de twintigste eeuw met die van honderd jaar daarvoor.

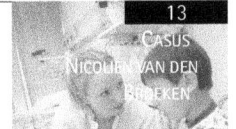

g Ga ook voor jezelf na welke kinderziekten je hebt gehad en wat de consequenties zouden zijn als je deze honderd jaar geleden had gekregen.
h Bespreek de antwoorden met je groepsleden in de klas en vraag je docent hierbij aanwezig te zijn.

Opdracht 3 intramurale gezondheidszorg

In de loop van de vorige eeuw is er ten aanzien van de zorg voor ouders en kinderen veel verbeterd.

In deze leertaak hebben we het vooral over de zorg voor het kind. Het consultatiebureau is inmiddels bekend voor je, maar is de intra- en extramurale zorg die specifiek op het kind is gericht ook bekend voor je?

Verdeel binnen de subgroep de volgende vragen en vergelijk met elkaar de uitkomsten.

a Wat houdt de intramurale zorg in die specifiek gericht is op het kind?
b Welke elementen, zorgcategorieën of instellingen behalve een kinderafdeling van een algemeen ziekenhuis behoren hiertoe?
c Als je de kinderafdeling van een algemeen ziekenhuis verder bekijkt, kun je vaststellen dat voor kinderen een aantal zaken anders zijn geregeld dan voor volwassenen.
Welke aanpassingen zijn er op een kinderafdeling van een ziekenhuis gedaan om het verblijf voor een kind zo aangenaam mogelijk te maken?
d Hoe is een verdeling gemaakt voor de diverse leeftijdscategorieën? Zijn de units voor de diverse leeftijdscategorieën verdeeld? In hoeverre wordt hier rekening gehouden met de leeftijd en met andere randvoorwaarden die betrekking hebben op het verblijf van kinderen in het ziekenhuis?
e Vanaf de periode dat steeds duidelijker werd dat kinderen niet als miniatuur-volwassenen behandeld zouden moeten worden, maar dat deze groep specifieke verzorging nodig heeft, is er een visie op het verplegen van kinderen ontstaan. De beroepsgroep de Vereniging Voor Kinderverpleegkundigen (VVKV) die zich bezighoudt met de verpleging van kinderen, draagt een specifieke visie uit. Hoe zien de uitgangspunten van deze visie eruit en kun jij je daarin vinden?
f Hoe zou je deze visie in je eigen woorden vertalen? Beschrijf dit op een half A4'tje.

Opdracht 4 de extramurale zorg

In de extramurale zorg zijn er veel mogelijkheden voor de zorg voor kinderen. Tegenwoordig zijn er ook veel mogelijkheden voor de opvang en begeleiding van ouders van zieke kinderen. De bedoeling van deze opdracht is het inzichtelijk maken van de sociale kaart rondom de zorg voor kinderen. Verdeel de vragen en inventariseer je informatie via het verzamelen van foldermateriaal. Kijk in het telefoonboek, op internet; kortom benut de verschillende mogelijkheden om aan je informatie te komen.

a Er zijn kinderen met chronische aandoeningen, zoals bijvoorbeeld epilepsie of nierziekten, die specialistische hulp behoeven. Welke centra zijn hiervoor?
b Bedenk welke andere specialistische centra er voor opvang van het (chronisch) zieke kind bestaan en zoek zo veel mogelijk informatie hierover op.
c Zoek uit hoe specialistische zorg, specifiek gericht op kinderen, in de geestelijke gezondheidszorg geboden kan worden.
d Er zijn kinderen die bijvoorbeeld thuis voor revalidatie verpleegd worden; of kinderen die chronisch ziek zijn, maar thuis verblijven. Zijn er mogelijkheden voor de zorg voor deze kinderen? Welke?
e Ook zijn er instanties waar een kind zelf een beroep op kan doen, zoals bijvoorbeeld de Kindertelefoon. Bel de Kindertelefoon zelf eens om informatie te krijgen over doelstellingen en werkwijzen van deze organisatie.

f Wat is de functie van het Advies en Meldpunt Kindermishandeling (AMK), welke doelstelling streven zij na? Wat weet je van de organisatie kinderbescherming? Probeer te achterhalen wat de kinderbescherming allemaal doet voor het kind; hoe denken jullie als groep hierover?

g Heb je op je werk wel eens te maken gehad met kindermishandeling? Hoe ging de opvang van het kind en de ouders in zijn werk? Hoe voelde jij jezelf tijdens deze situatie? Bespreek je ervaringen in kleine groepjes.

h Stel dat je tijdens je werk op de kinderafdeling een vermoeden hebt dat er een kind is of wordt mishandeld. Wat doe je met je vermoedens; met wie bespreek je ze eerst, hoe zit het met de privacy van de ouders, hoe doe je melding bij het AMK?

i Zoek eerst voor jezelf uit hoe het AMK werkt en hoe jij zou handelen in een situatie waarin je vermoedt dat er sprake is van kindermishandeling. Schrijf je bevindingen op.

j Bespreek daarna deze opdracht en de uitkomsten ervan met de groep na. Over sommige punten kan discussie ontstaan. Bespreek dit met elkaar en vraag je docent hierbij aanwezig te zijn.

Opdracht 5   internationalisering en cultuur

De gezondheidsvoorzieningen voor het kind zijn goed geregeld in ons land. In andere landen is dit wel eens anders. Je hebt natuurlijk ook te maken met verschillende culturen; deze hebben ook weer te maken met een andere benadering van het kind in zijn algemeenheid. In ons land is het zo geregeld dat iedereen die ziek is in aanmerking komt voor zorg, maar in andere landen is dit niet zo vanzelfsprekend.

De volgende opdrachten voer je uit in groepjes. Hoe is het met de zorg voor zieke kinderen geregeld in andere landen? Kies per groepje een land en beantwoord de volgende vragen.

a Is de zorg die in dat land verleend wordt net zo vanzelfsprekend als in ons land? En op welke onderdelen verschilt deze van de zorg in Nederland?

b Hoe kijken de verschillende culturen tegen kinderen en ziek zijn aan en waarin verschillen zij met onze cultuur?

c Welke organisaties komen wereldwijd voor de rechten van het kind op? En wat doen zij daadwerkelijk om verbetering van de positie van het kind te bewerkstelligen?

d Presenteer de gevonden gegevens aan de groep en bespreek aan het eind van de presentaties plenair hoe jullie over de resultaten denken.

Evaluatie

In deze leertaak heb je informatie verzameld over de zorg voor het kind. Je hebt veel in subgroepen gewerkt. Ga aan de hand van de evaluatievragen na hoe je de leertaak hebt ervaren.

Kijk je aantekeningen naar aanleiding van de opdrachten nog eens na. Geef aan wat je bij het maken van de opdrachten het meest is opgevallen.

1 Hoe was de samenwerking met de groepsgenoten?

2 Stel voor jezelf vast wat je met betrekking tot deze leertaak nog aan informatie zou willen hebben en maak een plan hoe je dit aan gaat pakken.

3 Hoe heb je de begeleiding van de docent ervaren? Zou je nog iets willen bespreken met hem/haar?

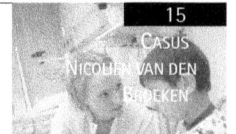

Leertaak 2
Beer in het ziekenhuis

Jesse, een knulletje van 6 jaar, is een week geleden opgenomen in verband met obstipatie. Anneke, de pedagogisch medewerker, heeft dagelijks contact met hem. Ze heeft hem voorbereid op onderzoeken en ze is ook meegegaan naar de röntgenafdeling toen er een foto gemaakt moest worden. "Zuster, breng jij me zo naar de speelkamer?" vraagt Jesse als Hilly en Nicolien de kamer binnenlopen. Hij vindt het fijn om te kijken naar de andere kinderen en samen met hen te spelen. "Ja hoor Jesse," antwoordt Nicolien, "zodra het rustuurtje is afgelopen brengen Hilly en ik jou samen naar de speelkamer, oké?" Nicolien vindt Jesse een dapper ventje, hij kan zo leuk uit de hoek komen. Hij kijkt haar ook een beetje ondeugend aan, zo schuin van onder z'n petje vandaan, dat petje had hij al bij opname op.

Naast Jesse ligt de 11-jarige Marieke. Marieke heeft acute lymfatische leukemie. Bij haar hangt een zak met cytostatica aan het infuus, ze is bezig met een kuur van vijf dagen. Ze moet in verband met de cytostatica veel vocht toegediend krijgen, dus ze plast ook veel. Haar vochtbalans moet bijgehouden worden. Ze krijgt medicijnen tegen de misselijkheid die redelijk helpen; ze spuugt niet, maar wil bijna niets eten.
Marieke kijkt veel video's, dat leidt haar af. De oma van Marieke is de hele middag aanwezig. "Hoi Marieke, dag mevrouw", zegt Nicolien en ze gaat even op de rand van het bed zitten. Ze kijkt een stukje video mee met Marieke en maakt een grapje over de hoofdpersoon van de film. Marieke zegt niets, maar schenkt haar wel een glimlach. Nicolien geeft Marieke een zacht kneepje in haar hand. Meestal heeft Marieke tijdens een kuur niet veel praatjes, het lijkt of ze in haar eigen wereld zit. Behalve als haar kleine broertje van 7 jaar op bezoek komt, dan leeft Marieke helemaal op en hebben ze samen dikke pret.

Oriëntatie

Twee kinderen, Jesse en Marieke, ieder met hun eigen achtergrond en lichamelijke aandoening. Beide kinderen hebben reden om zich angstig en onzeker te voelen. Beiden ondervinden ook pijn: van de behandeling, de onderzoeken en van de prikken. Jesse heeft al langere tijd een ernstige obstipatie en Marieke acute lymfatische leukemie, waarvoor ze regelmatig cytostaticakuren en andere behandelingen moet ondergaan. Als verpleegkundige streef je ernaar deze kinderen zo te begeleiden, dat zij zich, ondanks de ernst van hun situatie, zo goed mogelijk voelen. Dat betekent dat je hun angst en pijn leert herkennen, ze samen met hun ouders kan voorbereiden op wat ze te wachten staat en de handelingen die nodig zijn professioneel uitvoert.

In deze leertaak werk je aan theoretische en praktische opdrachten. De verpleegtechnische vaardigheden oefen je afhankelijk van je reeds opgedane kennis en werkervaring.

Doelstellingen

Na het werken aan deze leertaak kun je:
- een kind observeren tijdens een ziekenhuisopname
- basiszorg uitvoeren bij een kind
- een kind op speelse wijze voorbereiden op een behandeling die gepaard gaat met pijn
- angst en pijn bij een kind herkennen
- de juiste interventies kiezen en uitvoeren om angst en pijn te reduceren
- in eigen woorden weergeven waarom een kind een perifeer infuus kan hebben
- de benodigde observatiepunten beschrijven rondom een kind met een perifeer infuus
- de insteekplaats van een infuus verzorgen
- een infuussysteem vervangen
- bij een kind een perifeer infuus en infuuspomp inbrengen en verwijderen.

Planning

Bespreek in je subgroep hoe en wanneer je aan de opdrachten gaat werken. Maak de opdrachten in de aangegeven volgorde.

Richtlijnen voor de studiebelasting:

Oriëntatie en planning	0,5	sbu
Opdracht 1	3	sbu
Opdracht 2	2	sbu
Opdracht 3	3	sbu
Opdracht 4	3	sbu
Opdracht 5	4	sbu
Evaluatie	3	sbu
Totaal	18,5	sbu

Literatuursuggesties
Voor het beantwoorden van de verschillende vragen in de opdrachten kun je gebruikmaken van websites en folders die betrekking hebben op de verschillende onderdelen van de opdrachten. In de literatuurlijst achter in dit boek vind je suggesties voor boeken. In deze boeken komen de basiszorg, omgaan met kanker, verpleegtechnische vaardigheden en achtergrondinformatie over pijn en angst aan de orde.

Uitvoering

Opdracht 1 goede observatie

Het verpleegproces richt zich niet alleen op het kind, maar ook op zijn omgeving in materiële en immateriële zin. Alle functionele gezondheidspatronen volgens Gordon dien je te betrekken bij de eerste stap van het verpleegproces: de anamnese en de verdere observaties. In het Algemeen Eisenkader voor de Verpleegkundige Zorg aan Zieke Kinderen (S.M. Sparks e.a., *Ouder-, kind- en jeugdzorg, verpleegkundige diagnoses en interventies*) wordt gesteld dat de verpleegkundige gegevens verzamelt over de volgende gebieden:
- somatisch
- psychisch
- sociaal
- spiritueel
- cultureel
- omgevingsaspecten.

Daarnaast is het van belang dat je als verpleegkundige rekening houdt met de leeftijd van het kind (wat kan het kind begrijpen?) en met de inbreng van de ouders. Bij het afnemen van een anamnese en het verkrijgen van observatiegegevens tijdens de opname vormt de informatie van ouders een waardevolle bron voor de verpleegkundige. In deze opdracht besteed je specifiek aandacht aan de observatie tijdens de opname.

a Verdeel de groep in vier groepen. Twee groepen houden zich met Jesse bezig, de andere met Marieke.
b Formuleer aan de hand van de gezondheidspatronen van Gordon en de hierboven genoemde gebieden observatiepunten tijdens de opname. Ga uit van de diagnose zoals die in de oriëntatie benoemd is.
c Op welke wijze betrek je de ouders en het kind bij je observaties? Bespreek je de observaties met het kind en met de ouders? Waarom is dit een belangrijk punt bij kinderen?
d Presenteer de uitkomsten aan elkaar, waar nodig vul je de gegevens aan.

Opdracht 2 basiszorg

Marieke heeft een infuuspomp, voelt zich ziek en is niet in staat zich lichamelijk goed te verzorgen, wat ze normaal als elfjarige wel kan. Jesse kan wel het een ander zelf, maar heeft duidelijke aanwijzingen nodig. In het ziekenhuis is alles anders: de douche, de kraan, de handdoeken, zelfs het water stroomt anders dan thuis.
In deze opdracht bereid je je voor op de dagelijkse persoonlijke verzorging van Marieke en Jesse.
Verdeel de groep in vier subgroepen. Iedere subgroep neemt een handeling voor zijn rekening. Maak een handelingsschema voor:
a Marieke, die op bed gewassen wordt.
b Marieke die onder de douche geholpen wordt.
c Jesse die bij de wastafel gewassen wordt.
d Jesse die in bad gewassen wordt.
Houd in het schema rekening met de privacy, de zelfredzaamheid, de leeftijd en de eventuele beperking die het kind op dit moment heeft.

Opdracht 3 spelend voorbereiden

Op een kinderafdeling werken behalve verpleegkundigen en artsen ook psychologisch/pedagogisch medewerkers in de functie van spelleiders. Hun taken liggen op het vlak van de pedagogische en psychologische ondersteuning. Ook kunnen zij psychologische testen, die kunnen bijdragen aan het stellen van de juiste diagnose, afnemen bij kinderen.

Voordat kinderen ingrepen ondergaan (bijvoorbeeld bij tonsillectomie) kan een spelleider bij het spelend voorbereiden ingeschakeld worden. Met allerlei speelse attributen, beren of poppen in combinatie met de materialen die de kinderen echt tegen zullen komen, wordt het kind geholpen zich een beeld te vormen van wat hem te wachten staat. Aangetoond is dat dit de angst reduceert.

Verpleegkundigen werken in 24-uurs zorg. Spelleiders of pedagogisch medewerkers werken doorgaans in dagdiensten. Dat betekent dat de voorbereiding op een ingreep (groot en klein, zoals bijvoorbeeld het inbrengen van een infuus) ook vaak door een verpleegkundige als Nicolien gedaan zal worden.

a Zoek een functiebeschrijving van een pedagogisch medewerker van een kinderafdeling en noteer in steekwoorden de taken.
b Geef voor elk kind uit de casus weer wat een pedagogisch medewerker zou kunnen betekenen.
c Welke rol kan een pedagogisch medewerker hebben in een multidisciplinair team?
d Welke opvoedkundige of 'spel-'taken horen bij je werk als verpleegkundige?
e Zoek boeken over een opname van een kind in het ziekenhuis en maak een overzichtje van de verschillende leeftijdsfases. Geef per leeftijdsfase aan welke boeken jij geschikt zou vinden om een kind en een ouder voor te bereiden op een opname (van een kind) in een ziekenhuis en welke boeken bijvoorbeeld op de afdeling zouden moeten staan.
  - Aandachtspunten voor de boeken voor kinderen: kleurgebruik, herkenbaarheid, realiteitsgehalte; afgestemd op het niveau van het kind.
  - Aandachtspunten voor het boek voor de ouder: compleetheid, indeling en bruikbaarheid van de informatie.
f Presenteer de boeken aan de andere subgroepen.

Opdracht 4 pijn

"Pijn is van levensbelang, het beschermt namelijk het lichaam tegen schadelijke invloeden van buitenaf. Pijn is dus belangrijk om te overleven" (E.M.V. Hertogs en R. Heller: *Verplegen van zwangeren, pasgeborenen, kinderen en jeugdigen*).

Kinderen hebben vaak meer moeite met pijn dan volwassenen, omdat ze minder woorden hebben om er uitdrukking aan te geven en minder begrip hebben voor oorzaak en gevolg. Kinderen kunnen heel goed uiting geven aan pijn; het is wel zaak voor zorgverleners om zich te verdiepen in de diverse uitingsvormen om de signalen te herkennen.

De mate van pijn is in het verleden vaak door zorgverleners te subjectief en dus foutief ingeschat. Hun eigen ervaring, pijnbeleving en veronderstellingen waren vaak leidend voor het wel of niet verstrekken van pijnmedicatie aan kinderen. Er werd zelfs ooit gedacht dat baby's geen pijn konden voelen! Inmiddels is er met de introductie van pijnschalen veel verbeterd. Ook de observaties van ouders, die hun kind en de veranderingen die zich voordoen immers veel beter kennen, wordt nu standaard meegewogen in de behandeling van pijn.

a Verdeel de groep in subgroepen en zoek per subgroep een pijnschaal waar je je in verdiept.
b Verdeel ook de gezondheidspatronen van Gordon. Hierbij zoek je de passende verpleegkundige interventies die er zijn bij een kind met pijn.
c Verzorg een presentatie waarin de volgende onderwerpen voorkomen:
  - een definitie van pijn
  - verschillende fasen van pijn

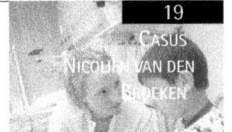

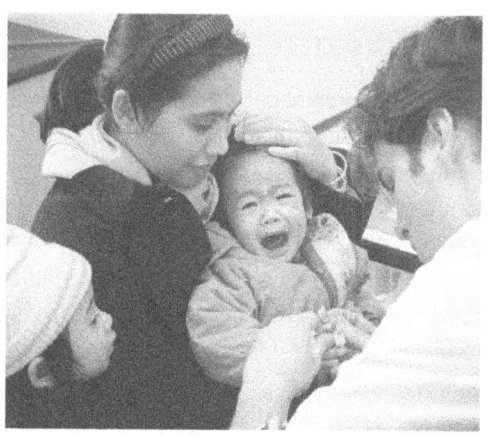

- pijnbeleving, pijngedrag en pijndrempel
- het verband tussen angst en pijn
- de verpleegkundige interventies (bij de gezondheidspatronen) bij een kind met pijn
- pijnmedicatie: de toedieningsvormen en de bijwerkingen
- een pijnschaal met de herkenningssignalen van pijn.

Het is vaak moeilijk de mate van pijn bij kinderen in te schatten.

Opdracht 5 infusie

Een perifeer infuus is een veelgebruikt hulpmiddel bij de behandeling van kinderen met leukemie die cytostatica nodig hebben. In deze leertaak werk je aan de kennis en vaardigheden die je tijdens je werk nodig hebt om op een verantwoorde manier met de zorg voor infusen om te gaan. In het werkboek *De heer Goossens* is zorg rondom infusen eveneens aan de orde geweest. Afhankelijk van je eerder opgedane kennis en werkervaring verdiep je je in de theorie en oefen je de vaardigheden, totdat je deze beheerst. Medisch rekenen is geen onderdeel van deze leertaak (wel in het werkboek *De heer Goossens*).

Bij het uitvoeren van medisch-technische handelingen is het van belang de zorgvrager in dit geval het kind achter deze handeling nooit uit het oog te verliezen. Aandacht voor de voorbereiding, de pijn en angst is daarom in de opdracht verwerkt.

Voer de opdracht individueel uit of in tweetallen.

a Hoe vind je het dat je zelf gaat leren de zorg voor een infuus, inclusief het prikken, uit te voeren? Waarom vind je dat? Wat vind je op dit moment belangrijk om te weten te komen over de zorg rondom kinderen en infusie?
b Welke redenen zijn er zoal om een kind een perifeer infuus te geven?
c Welke verpleegkundige observaties zijn er bij het toedienen van vocht via het perifere infuus? Benoem hierbij ook de complicaties.
d Welke verpleegkundige observaties zijn er bij het toedienen van medicijnen via het perifere infuus? Benoem hierbij ook de complicaties.
e Welke interventies pleeg jij om pijn en angst van een kind te verminderen bij het inbrengen, verzorgen en verwijderen van infusen en het toedienen van medicijnen en vloeistoffen? Maak onderscheid tussen kinderen die het regelmatig ondergaan, zoals Marieke of een kind dat het nog niet eerder heeft meegemaakt.
f Hoe vaak probeer jij te prikken als het niet lukt een perifeer infuus in te brengen en waarom? Bespreek je grenzen.
g Wat zijn de alternatieven als het je niet lukt?
h Zoek handelingsschema's op over:
  - Het aansluiten en vervangen van een infuussysteem.
  - Het verzorgen van de insteekopening van het perifere infuus.
  - Het toedienen van vocht via het perifere infuus.
  - Het toedienen van medicijnen via het perifere infuus.
  - Het inbrengen en verwijderen van een perifeer infuus.
i Bestudeer deze handelingsschema's grondig en check de volledigheid van je handelingsschema's bij de docent.
j Volg de demonstratie van de handelingen door de docent. Bekijk zonodig een videoband met een demonstratie.

k Oefen de handelingen met behulp van de handelingsschema's totdat je ze beheerst. Je kunt ook een video bekijken waarop de handeling gedemonstreerd wordt.
l Bespreek na iedere uitgevoerde handeling wat er goed en minder goed ging aan de uitgevoerde handelingen.

Evaluatie

Maak per subgroep een voorlichtingsfolder over pijn; een die geschikt is voor Jesse (angst en buikpijn bij obstipatie) en een die geschikt is voor Marieke (pijn en angst voor de chemotherapie). Op de achterkant vermeld je de informatie die bestemd is voor de ouders.

Leertaak 3

Geen traantjes meer

Nicolien loopt ondertussen naar Yasmine. Yasmine is een meisje van 2 jaar en zij ligt geïsoleerd vanwege een besmettelijk virus. Als gevolg van een gastro-enteritis is Yasmine gedehydreerd. Voor Nicolien de kamer binnengaat, trekt ze een schoon schort en handschoenen aan. Yasmine en haar vader Sharif zijn net wakker. Tot nu toe heeft Nicolien alleen met de moeder van Yasmine kennisgemaakt. "Goedemorgen, ik ben Nicolien en ik ben vandaag verantwoordelijk voor de zorg voor Yasmine", licht ze toe. Daarna maakt ze contact met Yasmine door samen met haar plaatjes te kijken in een boekje.
Yasmine kijkt nog wat angstig naar Nicolien. Yasmine kan zich nog heel goed herinneren dat ze een neussonde heeft gekregen van een collega van Nicolien en ze is daardoor erg op haar hoede. Nicolien weet dat natuurlijk wel en ze is blij dat de sonde goed gefixeerd is. Voordat ze opnieuw sondevoeding aansluit zal ze nog wel even controleren of de sonde nog in de maag zit. Voorlopig hoeft ze geen akelige handelingen te verrichten bij Yasmine. Behalve het opnemen van de temperatuur dan, maar dat is Yasmine inmiddels gewend. Sharif verzucht opgelucht: "Ik ben zo blij dat Yasmine niet meer spuugt. Ik kan zien dat ze goed opknapt en ook de diarree wordt minder. Gisteravond heeft ze al om een boterham gevraagd".
De voedingsassistente komt binnen met een ontbijtje voor Sharif en een kop koffie. "Smakelijk eten", wenst Nicolien hem toe en ze belooft dat ze na het eten weer terugkomt. Ze noteert haar observaties op de daglijst. Voordat ze de sluis, die de box van de gang scheidt verlaat, neemt ze de voorgeschreven maatregelen om een kruisinfectie te voorkomen. Nicolien is daar heel zorgvuldig in. Stel je voor dat de andere kinderen op de afdeling dezelfde infectie krijgen...

Oriëntatie

Dehydratie als gevolg van een gastro-enteritis is een veel voorkomende oorzaak van opname op een kinderafdeling. Het ROTA-virus is één van de veroorzakers van gastro-enteritis.
Baby's en peuters raken daardoor relatief snel een teveel aan lichaamsvocht kwijt en drogen daardoor eerder uit dan grotere kinderen of volwassenen. Dit overkwam Yasmine ook en daarom werd zij opgenomen.
In deze leertaak verdiep je je in de gevolgen van een dergelijke infectie voor een peuter en zijn ouders en in de specifieke maatregelen die genomen moeten worden om verspreiding te voorkomen.
Je werkt aan onderdelen van een verpleegplan voor een kind met een gastro-enteritis en je kunt vertellen wat de specifieke aandachtspunten zijn voor Yasmine

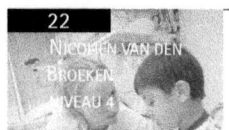

en haar ouders met betrekking tot isolatiemaatregelen. Tevens verdiep je je in de betekenis voor een kind van het krijgen van een sonde en de belangrijke aspecten die daarmee direct in verband staan.

Doelstellingen

Na het werken aan deze leertaak kun je:
- de verschijnselen, de wijze van overdragen en de eventuele gevolgen van het doormaken van een gastro-enteritis benoemen.
- de principes van isolatieverpleging beschrijven in een voorlichtingsflyer en deze toepassen.
- verpleegkundige diagnosen stellen voor een peuter met een gastro-enteritis.
- beschrijven welke specifieke aandachtspunten je hanteert bij het inbrengen van een sonde en het geven van sondevoeding aan een peuter.
- vertellen in welke ontwikkelingsfase de peuter zich bevindt en op welke wijze een peuter ziek-zijn en een opname in het ziekenhuis kan beleven.
- de rol van de verpleegkundige benoemen in de zorg en begeleiding van een peuter in het ziekenhuis op het gebied van isolatieverpleging en sondevoeding.

Planning

Bespreek in je subgroep hoe en wanneer je aan de opdrachten gaat werken. Maak de opdrachten in de aangegeven volgorde.

Richtlijnen voor studiebelasting:

Oriëntatie en planning	0,5	sbu
Opdracht 1	1,5	sbu
Opdracht 2	3	sbu
Opdracht 3	3	sbu
Opdracht 4	3	sbu
Opdracht 5	3	sbu
Evaluatie	1,5	sbu
Totaal	15,5	sbu

Literatuursuggesties
Voor het beantwoorden van de verschillende vragen kun je gebruik maken van websites en folders die betrekking hebben op de verschillende onderdelen van de opdrachten. In de literatuurlijst achter in dit boek vind je suggesties voor boeken over de isolatieverpleging bij het voorkomen van een gastro-enteritis, sondevoeding en over de ontwikkelingskenmerken van peuters.

Uitvoering

Opdracht 1   gastro-enteritis

Yasmine is opgenomen met de verschijnselen van een gastro-enteritis. Na het afnemen van een feceskweek bleek dat de gastro-enteritis veroorzaakt werd door het ROTA-virus. Tijdens deze opdracht verdiep je je in de verschijnselen en in de medische en verpleegkundige behandeling van een peuter met gastro-enteritis.
Beantwoord individueel de volgende vragen. Bespreek je antwoorden na in een subgroep. Aansluitend bespreken jullie de uitkomsten met de docent.

a   Heb je wel eens te maken gehad met het ROTA-virus, of een ander virus dat zorgde voor ernstige diarree en braken?
b   Bestudeer theorie over gastro-enteritis en leg in je eigen woorden uit wat de definitie van gastro-enteritis betekent.
c   Welke verschijnselen zie je bij een gastro-enteritis?
d   Welke veroorzakers van gastro-enteritis ken je nog meer? Noem er drie.
e   Welk verschijnsel zorgt ervoor dat kinderen met het ROTA-virus vaak in het ziekenhuis opgenomen moeten worden?
f   Aan welke verschijnselen kun je een gedehydreerd kind herkennen?
g   Bij welke leeftijdscategorie komt het ROTA-virus vaak voor? Kunnen volwassenen en ouderen ook besmet raken?
h   Op welke wijze wordt het virus verspreid?
i   Welke maatregelen moeten worden genomen om verspreiding te voorkomen door de verpleging en door de vader van Yasmine?
j   Hoe lang is de incubatietijd?
k   Hoe wordt een kind met een gastro-enteritis, bijvoorbeeld veroorzaakt door het ROTA-virus, behandeld? Welk element is het allerbelangrijkste?

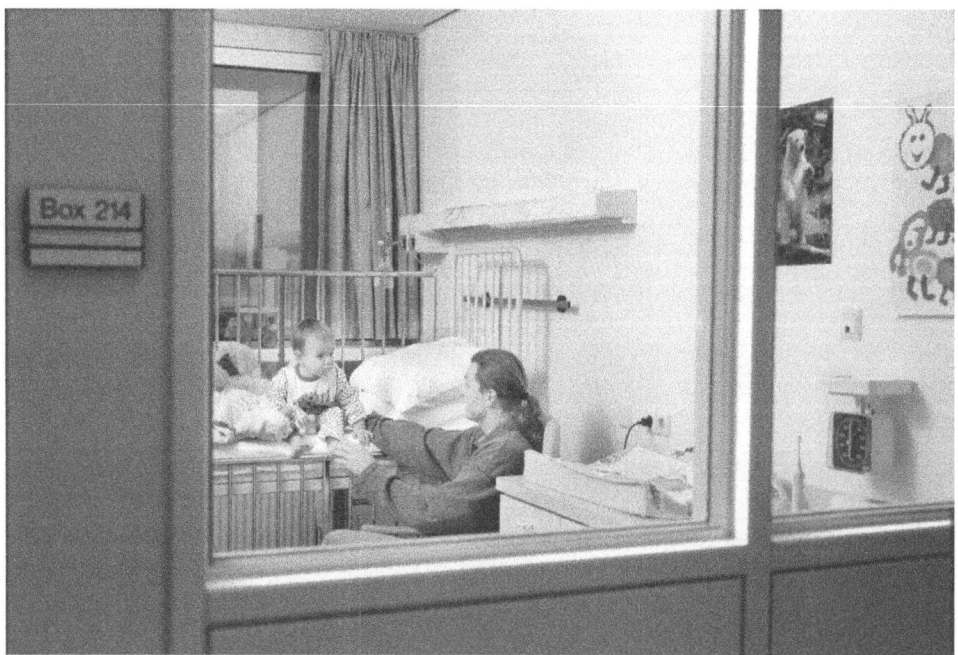

Kinderen met een RS-infectie worden in een isolatiebox verpleegd.

Opdracht 2 isolatieverpleging

Een kind geïsoleerd verplegen is een belasting voor alle partijen; in de eerste plaats voor het kind zelf, de ouders en broertjes en zusjes, maar ook voor de verpleging. Er wordt daarom niet zomaar overgegaan tot isolatieverpleging. De Werkgroep Infectie Preventie heeft hiertoe richtlijnen omschreven. In deze opdracht verdiep je je in de verschillende vormen van isolatie die er zijn.

a Verdeel de groep in subgroepen en werk per subgroep de volgende vormen van isolatie uit:
   - strikte isolatie
   - standaardisolatie
   - barrièreverpleging
   - cohortisolatie
   - beschermende isolatie
   - universele isolatie.

b Schrijf met je subgroep een voorlichtingsflyer voor ouders van kinderen die geïsoleerd worden verpleegd. Beschrijf welke maatregelen zij moeten treffen bij elke vorm van isolatie en de reden hiervan. Geeft bij elke isolatievorm voorbeelden van ziektebeelden die op een kinderafdeling voorkomen.

c Volgens welke vorm van isolatie zal Yasmine worden verpleegd?

d Geef per isolatievorm aan wat het betekent voor een kind en wat de gevolgen zijn voor het kind en zijn ouders, en voor de verpleging. Denk aan de manier van verplegen wat betreft materialen en volgorde maar ook aan de psychologische aspecten.

e Formuleer een verpleegkundige diagnose met betrekking tot isolatieverpleging aan de hand van de casus van Yasmine.

Opdracht 3 sondevoeding

Het inbrengen van een sonde en het krijgen van sondevoeding is zeer ingrijpend voor een kind. Met deze opdracht bereid je je voor om op verantwoorde wijze bij een kind een sonde in te brengen en het sondevoeding te geven.

a Een kind met dehydratie krijgt vaak sondevoeding om de dehydratie op te heffen. Noem minstens twee indicaties voor het geven van sondevoeding bij een kind.

b Bestudeer de theorie van het inbrengen van een sonde bij een kind die je nodig hebt om de vaardigheid van deze leertaak te kunnen uitvoeren. Denk (ook) aan: de houding van het kind tijdens het inbrengen, het afmeten van de sonde, welke materialen je nodig hebt en welke spullen je klaarzet, en welke complicaties kunnen optreden. Gebruik twee bronnenboeken.

c Geef vervolgens antwoord op de volgende vragen:
   - Welke soorten sondes zijn er en hoe lang mogen deze worden gebruikt?
   - Welke voeding kan door de sonde worden gegeven en waar moet je bij het bereiden van de voeding rekening mee houden?
   - Wat is het beste tijdstip om de sonde in te brengen?
   - Hoe voorkom je smetten/decubitus aan de neus?
   - Hoe voorkom je dat de sonde dichtslibt? En als dit toch gebeurt, hoe kun je dat dan verhelpen?
   - Op welke wijze kun je de mondfuncties van het kind bij het langdurig geven van sondevoeding in stand houden en stimuleren?
   - Hoe verzorg je de mond als het kind nog niets per os mag krijgen?
   - Hoe controleer je of de sonde (nog) in de maag zit?
   - Welke sociale aspecten zijn van belang bij sondevoeding en hoe ga je daar zorgvuldig mee om?

Bespreek je antwoorden in een subgroepje en vul zonodig je eigen antwoorden aan.
- d Zoek een handelingsschema op over het inbrengen van een sonde bij een kind en bestudeer dit goed. Maak met een subgroep een afspraak in het skillslab om de vaardigheid te oefenen. Controleer elkaar aan de hand van het handelingsschema. Ga door met oefenen tot je de vaardigheid beheerst zonder gebruik te maken van het handelingsschema. Besteed tijdens het oefenen voldoende aandacht aan begeleiding en instructie van het kind en zijn ouders.
- e Yasmine mag na een periode van sondevoeding weer overschakelen naar gewone voeding. Hoe formuleer je dit verpleegprobleem en welke verpleegkundige interventies neem je?

Opdracht 4   tranen en troost

Bij opname is een kind met een gastro-enteritis vaak 'totaal' ziek en laat dat ook meteen merken. Als het daarbij ook nog een behandeling moet ondergaan voelt het zich helemaal ellendig: een huilend, ongelukkig en ziek kind, in een vreemde omgeving met vreemde mensen die het ook nog eens een sonde komen geven. In de casus lees je dat Yasmine door de behandeling en de nabijheid van haar ouders alweer wat opknapt. Om te weten wat je bij een peuter als Yasmine van haar gedrag mag verwachten, sta je stil bij de lichamelijke en sociaal-emotionele ontwikkeling van een peuter en vervolgens vertaal je dat naar een praktische aanpak voor de omgang.
- a Maak per subgroep een poster waarin je de volgende onderwerpen op creatieve wijze verwerkt:
    - de motorische ontwikkeling
    - de cognitieve ontwikkeling
    - de persoonlijkheidsvorming
    - sociale relaties en vriendschappen
    - de spelontwikkeling.
- b Geef bij elk onderwerp aan wat het betekent voor een peuter als Yasmine, tijdens haar verblijf op de kinderafdeling.
- c Wat kun je als verpleegkundige betekenen voor verdrietig, ziek kind? Met andere woorden: welke middelen heb jij om troost en afleiding te bieden?
- d Bespreek de bevindingen en jouw mogelijkheden in de subgroep en verwerk ze in de poster.
- e Presenteer de poster aan de andere subgroepen, maak stellingen en discussieer over de verschillende meningen, opvattingen en handelswijzen.

Evaluatie

Procesevaluatie
1. De meest leerzame opdracht uit deze leertaak vind ik ...
2. De samenwerking in de subgroepen beoordeel ik als ...
3. Mijn eigen bijdrage beoordeel ik als ...
4. Wat ik de volgende keer anders wil aanpakken is ...

Productevaluatie
Kijk terug naar de opdrachten en formuleer met je subgroep uit elke opdracht een prikkelende stelling. Noteer alle stellingen uit de groep op een sheet, een flap-over of op een A4'tje. Voer een discussie over deze stellingen.

Leertaak 4
Pfffffff!

Wietse heeft het er moeilijk mee om alweer opgenomen te zijn in het ziekenhuis. Het is nu de vierde keer dat hij op de kinderafdeling opgenomen is. De verpleegkundigen zijn erg aardig voor hem, maar hij is liever thuis bij de kinderen uit de straat. Naar school gaan is eigenlijk veel leuker dan ziek zijn, benauwd zijn is ook maar niks, altijd rekening houden met kortademigheid en met het innemen van de medicijnen. Buiten hardlopen is er ook niet bij. En als Wietse na ontslag naar huis gaat is de kat ook weg, omdat de leefomgeving van Wietse in verband met zijn ziekte gesaneerd moest worden.

Nicolien loopt eens extra bij Wietse de kamer in want zijn moeder is nog niet langsgekomen. De ouders van Wietse werken allebei, maar er komt elke middag wel iemand op bezoek. Zijn oma komt ook trouw.

's Nachts slaapt Wietse niet zo goed omdat hij het dan benauwd heeft en daardoor wakker wordt. Om de beurt blijven de vader of de moeder van Wietse bij hem in het ziekenhuis tot hij slaapt. Dit stelt hem gerust en dat is erg belangrijk voor hem, want als hij onrustig is heeft dat een weerslag op zijn benauwdheid. Drie keer per dag moet hij medicijnen vernevelen; dit keer ook nieuwe medicijnen. Wietse is in het ziekenhuis opgenomen om hem op deze nieuwe medicijnen in te stellen. De kinderarts wilde dit in het ziekenhuis doen omdat hij de indruk heeft dat Wietse niet goed omgaat met de medicijnen. Op deze manier kan hij goed geobserveerd worden.

Wietse heeft het niet makkelijk: opgenomen zijn in het ziekenhuis en als hij weer thuiskomt is zijn lievelingsmaatje de kat weg.

Oriëntatie

Wietse heeft vanaf zijn tweede jaar last van COPD (voorheen astma genoemd). Hij was als klein kind vaak verkouden, maar zijn ouders bemerkten pas dat er wat aan de hand was toen hij op de peuterzaal steeds op het speelkussen ging liggen. Toen bleek dat Wietse zo moe was door de benauwdheid, zijn ze doorverwezen naar de kinderarts. Astma komt soms heftig in beeld en soms fasegewijs. Zijn vader heeft als kind ook astma gehad, dus hij weet wat Wietse doormaakt. Gelukkig zijn er tegenwoordig andere en betere medicijnen dan 25 jaar geleden. Wietse moet vaak van school verzuimen omdat hij het benauwd heeft en hij de energie niet op kan brengen om naar school te gaan. Hij slaapt ook slecht en wordt 's nachts piepend en hoestend wakker. Met als gevolg dat iedereen slecht slaapt en dat zijn ouders vaak 's nachts op zijn. Wietse voetbalt graag, maar door zijn kortademigheid moet zijn moeder vaak afbellen en daar heeft niet iedereen begrip voor.

In deze leertaak maak je kennis met de wereld van Wietse en wat het kan betekenen voor een kind om chronisch ziek te zijn.

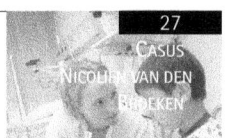

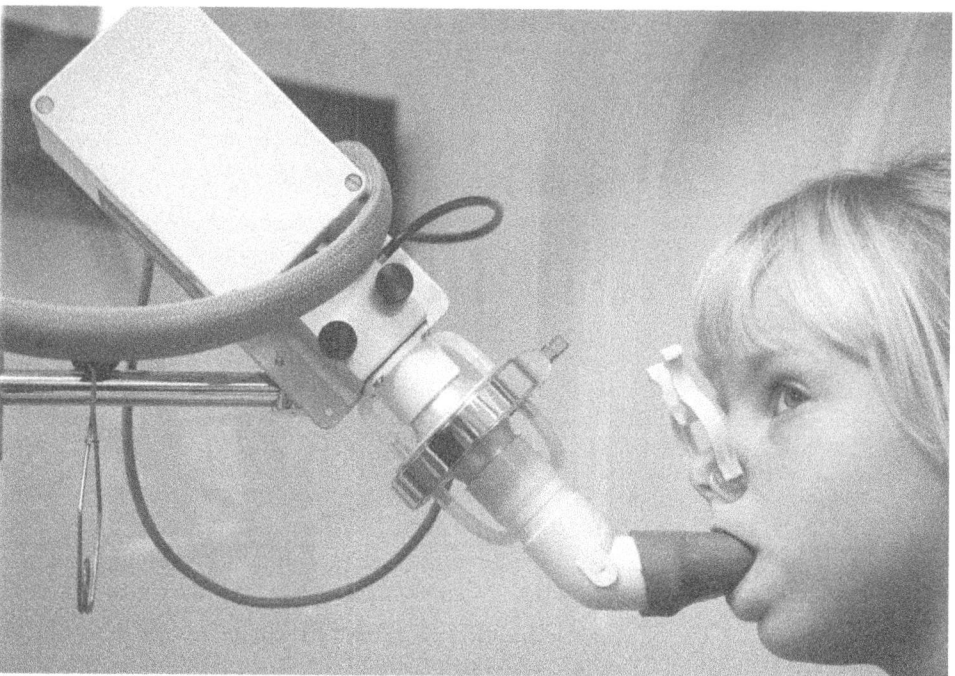

Meting van het uitademingsvolume.

Doelstellingen

Na het werken aan deze leertaak kun je:
- omschrijven wat de belangrijkste kenmerken van COPD zijn bij een schoolkind
- weergeven wat het betekent voor een kind om chronisch ziek te zijn en de gevolgen op lichamelijk, psychisch en sociaal gebied inschatten
- een chronisch ziek kind begeleiden
- ademhalingsondersteunende medicatie toedienen volgens voorschrift van de arts
- de specifieke observaties uitvoeren die noodzakelijk zijn bij een kind met astma
- de betekenis weergeven van een ziekenhuisopname voor een chronisch ziek schoolkind
- een kind instrueren en voorlichting geven in het leren omgaan met medicatiegebruik op lange termijn
- inschatten wat voor soort begeleiding mogelijk is op de lange termijn voor een chronisch ziek kind.

Planning

Bespreek met je docent op welke manier je deze leertaak gaat aanpakken. Vraag de demonstratiekit aan van het astmafonds om mee te oefenen. Plan een afspraak voor een gastles met de COPD-verpleegkundige.

Richtlijnen voor de studiebelasting:

Oriëntatie en planning	0,5	sbu
Opdracht 1	3,5	sbu
Opdracht 2	1,5	sbu
Opdracht 3	3,5	sbu
Opdracht 4	3,5	sbu
Opdracht 5	4	sbu
Opdracht 6	2	sbu
Evaluatie	2,5	sbu
Totaal	21	sbu

Ga voor jezelf na wat je nodig hebt om deze leertaak uit te voeren en hoe je dat gaat regelen.

Uitvoering

Opdracht 1 lucht, je kunt niet zonder

Het is nogal wat: Wietse is alweer opgenomen in het ziekenhuis. Hij is 9 jaar en het is voor hem de vierde en wellicht niet de laatste keer. Chronisch ziek zijn, het is niet niks. Wietse heeft 'astma', dit is de meest voorkomende ziekte bij kinderen. Een andere naam voor luchtwegklachten is COPD.
Wat betekent het voor een kind om hiermee om te gaan in het dagelijks leven?
Probeer aan de hand van de volgende vragen hierop een antwoord te vinden.

a Wat zou het voor jezelf betekenen als je regelmatig ziek zou zijn, zoals in het geval van Wietse? Je moet altijd medicatie innemen, ook als je je goed voelt. Hoe zou je dit voor jezelf willen omschrijven?
b Om te ervaren hoe het is om benauwd te zijn zou je door een rietje kunnen ademhalen; dit benadert enigszins het gevoel van Wietse tijdens een aanval.
c Wat betekent het op de lange duur voor een kind om chronisch ziek te zijn? Wat kunnen voor hem de consequenties hiervan zijn, zowel psychisch als sociaal?
d Wie of wat zou je kunnen inschakelen om het gezin en Wietse zo optimaal mogelijk te kunnen begeleiden, zowel tijdens opname als voor de verdere begeleiding en ondersteuning na ontslag? Op welke vlakken vindt hulpverlening plaats?
e Bereid een interview voor met een kind met een chronische ziekte of met een volwassene die als kind chronisch ziek was. Bereid vragen voor die gaan over hoe het is om te leven met een chronische ziekte en wat de invloed hiervan is op je jeugd. Voer het interview uit in groepjes.
f Zet de uitkomsten van de bovenstaande vragen op een rijtje en vergelijk de uitkomsten hiervan met medeleerlingen: welke overeenkomsten en verschillen kom je tegen?

Opdracht 2 COPD/astma en dan?

Er gaat heel wat aan vooraf voordat de diagnose astma gesteld wordt. Bij de eerste verschijnselen zijn de ouders van Wietse naar de huisarts gegaan om erachter te komen waarom Wietse op de peuterzaal moe op het speelkussen lag. In eerste instantie verrichte de huisarts onderzoek bij Wietse en later verwees hij hem door naar de kinderarts. Hoe zal dit verloop zijn gegaan en welke onderzoeken zijn hieraan voorafgegaan? Deze opdracht wordt uitgevoerd in subgroepen.

a Wat zullen zouden de ouders of de zusjes van Wietse aan hem gemerkt kunnen hebben in

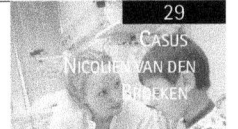

het dagelijks leven? Denk hierbij aan de symptomen die kenmerkend zijn voor astma, bij welke verpleegkundige diagnose horen deze kenmerken?
b Welke onderzoeken zal Wietse hebben ondergaan bij de kinderarts om tot de medische diagnose astma te komen?
c Hoe denk je dat het dagelijks leven eruitziet voor een gezin met een benauwd kind zoals Wietse? Welk potentieel verpleegprobleem is er voor de zusjes van Wietse? Neem in je antwoord de overbelasting van de jonge mantelzorgvrager in het gezin mee.
d Bespreek en vergelijk met elkaar de uitkomsten.

Opdracht 3 verschillende aandoeningen van de luchtwegen

De term COPD omvat aandoeningen van de luchtwegen, maar er zijn nog meer ziekten van de longen bij kinderen. Bestudeer in de literatuur ziektebeelden die ook met de luchtwegen te maken hebben. Gebruik hiervoor theorieboeken of internet.
a Zijn er aandoeningen beschreven die specifiek bij een bepaalde ontwikkelingsfase van het kind horen? Noem er minstens drie.
b Beschrijf de verschillende ziekteverschijnselen en de daarbijbehorende behandelingen. Deze vraag kun je in groepjes verdelen en uitwerken. Bespreek de uitkomsten met elkaar.
c In een acute situatie waarbij een kind heftig benauwd is en er sprake is van een obstructie, zul je direct moeten handelen. Wat is jouw eerste reactie? En is die hetzelfde als je reactie bij een volwassene of moet je je aan de leeftijd van het kind aanpassen?
d Oefen met je groepsgenoten in het vaardigheidslokaal de greep van Heimlich volgens de principes van een demonstratie. Is de techniek als het een klein kind betreft hetzelfde? Vraag of de docent jullie observeert.
e Het inademen van een vreemd voorwerp is geen ziekte maar kan wel grote gevolgen hebben voor de luchtwegen. Welke verschijnselen kun je observeren bij een kind dat een vreemd voorwerp heeft in de luchtwegen heeft gekregen? Wat zijn de verschijnselen van aspiratie bij inademing van een vreemd voorwerp en wat zijn de verpleegkundige observaties en handelingen die je moet verrichten? Onder welke verpleegkundige diagnose kun je het inademen van een vreemd voorwerp scharen? Bespreek het eindresultaat met de docent.
f Wat kun je preventief doen om het risico op verstikking tegen te gaan? Welke voorzorgsmaatregelen neem je als een kind op de kinderafdeling is opgenomen? Stel in een subgroep een protocol op waarin beschreven staat welke voorzorgsmaatregelen verpleegkundigen werkzaam op een kinderafdeling moeten nemen om verstikking te voorkomen.

Opdracht 4 altijd medicijnen

Wietse is opgenomen omdat het thuis niet goed ging. Bij een aanval van benauwdheid was hij vaak erg angstig, vooral 's nachts. Ook wordt hij opgenomen omdat hij op nieuwe medicatie wordt ingesteld. De medicatie die de kinderarts nu voorschrijft is inhalatietherapie. Door inademing komen de medicijnen direct op de plaats waar zij hun werking moeten uitoefenen, namelijk in de luchtwegen. De verschillende medicijnen die hij voorgeschreven krijgt, hebben allemaal een verschillende werking. Hij krijgt het medicijn met de merknaam Berotec om de luchtwegen te verwijden en Lomudal om de ontstekingsreactie bij astma te remmen. Deze medicijnen krijgt hij drie keer per dag toegediend via een verstuiver (dosis-aërosol). Het is van belang dat Wietse, voordat hij weer naar huis gaat, de noodzaak inziet van de therapie en dat hij deze trouw zal blijven gebruiken.
Ook voor de ouders en zijn zusjes is het een lastige situatie, alles staat in het teken van Wietses benauwdheid en zij zullen hierin ook ondersteuning nodig hebben.
Terwijl Wietse in het ziekenhuis verblijft wordt het huis gesaneerd. Dit is ingrijpend, want het betekent dat de kat weg moet, Wietse is allergisch voor katten. Een allergietest heeft dit

uitgewezen voordat hij in het ziekenhuis werd opgenomen. De CARA-verpleegkundige is ingeschakeld, zij kan adviseren over het saneren van het huis.

Werk in een subgroepje en verdeel de volgende taken, die je vervolgens aan elkaar presenteert.

a Bel het Astmafonds en vraag naar een CARA-verpleegkundige bij jou in de buurt. Maak een afspraak om de verpleegkundige een gastles te laten verzorgen in de groep. De verpleegkundige kan je ook alles vertellen op het gebied van inhalatietechnieken. Selecteer vragen uit het voorgaande stukje die betrekking hebben op CARA die je belangrijk vindt en selecteer de maatregelen die er genomen moeten worden om het huis van Wietse te saneren. Vraag ook naar de verzekeringsaspecten voor vergoeding van de gemaakte kosten.

b Op welke wijze werkt de medicatie? Er zijn verschillende toedieningsmethoden voor het geven van medicatie via de luchtwegen. Zoek in de literatuur of op internet naar informatie voor het beantwoorden van de volgende vragen:
  - Welke toedieningsmethoden zijn er?
  - Wat zijn hierbij de aandachtspunten?
  - Wat zijn de bijwerkingen van de verschillende medicijnen en toedieningsmethoden?
  - In welke volgorde moeten ze toegediend worden?
  - Zoek in de literatuur de beschikbare informatie en gebruik hierbij ook de repertoria.

c Wietse is 9 jaar. Hoe zou je hem het belang van de medicatie uitleggen? Op wat voor manier zou je dit doen, rekening houdend met zijn leeftijd? Wat zou de peakflow-stroommeter voor nuttige bijdrage hierin kunnen leveren? Weeg met elkaar af wat je de beste manier vindt van het overbrengen van de informatie die Wietse nodig heeft en welke manier bij zijn leeftijd past. Neem daarbij in overweging wat de CARA-verpleegkundige heeft verteld.

d Vraag op school naar de demonstratiekit van het Astmafonds over de verschillende toedieningssystemen van de medicatie via de luchtwegen. Maak je de verschillende methodieken eigen, zoals het gebruikmaken van voorzetkamers voor de aërosol en voor de andere systemen. Ga ook na welke toedieningssystemen bij welke leeftijd horen. Vraag je docent jullie hierin te begeleiden. Kijk in het open leercentrum of er een video is over instructie over dit onderwerp.

Opdracht 5 ze vinden me een sukkel

Wietse heeft thuis voordat hij werd opgenomen een periode doorgemaakt dat hij slecht sliep en hierdoor moest hij regelmatig verzuimen van school; dit kwam best vaak voor. Vaak had hij een slechte eetlust omdat hij moe was van de aanvallen van benauwdheid 's nachts. Hierdoor had hij spierpijn in zijn borstkas.

Zijn vriendjes van voetbal vinden hem maar een kleinzerig mannetje omdat hij afbelt voor de voetbaltraining en er eigenlijk niet ziek uitziet.

Ook is hij angstig voor een volgende aanval van benauwdheid en slaapt daardoor bij voorbaat slecht, want het is niet prettig als je 's nachts denkt dat je stikt, ook al zijn je ouders nog zo lief voor je.

a Kijk in de literatuur na hoe het slaap-waakritme op de leeftijd van Wietse zou kunnen verlopen. Op welke manier zou je Wietse over de benauwdheidaanvallen 's nachts kunnen geruststellen? Hoe zou je de angst kunnen verminderen/reduceren? Oefen deze vaardigheid in een rollenspel en bespreek na afloop in de groep.

b Bereid voor Wietse een spreekbeurt over COPD voor die hij op school wil geven. Verwerk hierin wat COPD voor hem betekent en welke beperkingen hij in het dagelijks leven ervaart. Voer deze opdracht uit in subgroepjes en vergelijk de verschillende spreekbeurten.
  - Geven zij duidelijkheid in de beperkingen van het dagelijks leven van Wietse?
  - Waar loopt Wietse tegenaan op school, bij verenigingen, enzovoort?

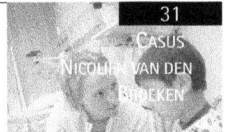

- Geven de spreekbeurten voldoende informatie?
- Zijn de spreekbeurten duidelijk over het inlevingsvermogen in het hebben van COPD?

c Het voedingspatroon kan uit balans zijn bij een COPD-patiënt. Noem een aantal maatregelen om te zorgen dat zijn voedingstoestand optimaal is. Je kunt bijvoorbeeld de informatiefolder van het Astmafonds over voedingsadvies bij COPD opvragen.

d Waarom heeft Wietse pijn in de spieren van zijn borstkas na een benauwdheidsaanval?

e Wat voor soort ademhalingen zijn er zoal bij aandoeningen van de luchtwegen en waardoor worden zij veroorzaakt?

f Welke discipline wordt ingeschakeld en speelt een belangrijke rol in het aanleren van ademhalingsoefeningen? Bespreek de uitkomsten in de groep.

g Om methodisch te werken moet je verpleegkundige diagnoses formuleren. Verzamel de verpleegkundige diagnoses aan de hand van de informatie die tot nu toe bekend is.

h Naar aanleiding van welke observaties ben je tot diagnoses gekomen en zijn deze van toepassing op Wietse? Werk dit uit in een schema (gebruik hierbij het handboek van Gordon of van Carpenito).

i Probeer om binnen de groep tot eenduidige verpleegkundige diagnoses te komen.

j De verschillende problemen die in deze opdracht voorkomen kun je aan de hand van rollenspelen oefenen. Verdeel je groep in subgroepen en oefen de verschillende thema's uit deze opdracht. Wissel van rol en observeer de subgroepen; bespreek de uitkomsten met elkaar. Vraag de docent hierbij aanwezig te zijn.

k Maak met een subgroep een informatiefolder over: 'Hoe om te gaan met benauwdheid'.

l Laat de informatiefolder lezen door bijvoorbeeld een andere groep. Let dan vooral op aspecten zoals: is de informatie duidelijk genoeg en informatief, wordt er beschreven wat het is om als kind benauwd te zijn? Bekijk de folders in de groep en vraag de docent naar zijn mening.

Opdracht 6 medicijnen en controle

In deze casus heeft Nicolien de zorg voor onder andere Wietse. Hij ligt met nog iemand op een tweepersoonskamer. Eigenlijk is Wietse niet veel op zijn kamer, want hij is niet aan bed gebonden. Dit geeft ook meer mogelijkheden voor zijn dagbesteding. Zijn ouders blijven niet bij hem slapen op de kamer, maar zijn aanwezig tot hij slaapt. 's Middags komt zijn oma vaak langs, omdat zijn ouders overdag werken. Ook vindt hij het leuk als zijn vriendjes langskomen, dan verveelt hij zich niet. De rest van de dag is hij alleen. Wietse heeft ook zijn verzorging en aandacht nodig. Beantwoord de volgende vragen.

a Formuleer doelstellingen aan de hand van de verpleegkundige diagnoses uit opdracht 5.

b Welke verpleegkundige interventies zijn nodig om deze resultaten te bereiken?

c Wat voor controles voer je uit bij een kind met astma en waarom?

d Hoe zou de dag en de nacht voor Wietse eruit kunnen zien, daarin het bezoek en de begeleiding op de afdeling inbegrepen? Wat is jouw aandeel als verpleegkundige hierin? Stel in een subgroep een dagprogramma samen voor Wietse, betrek hierin al zijn activiteiten.

e Hoe wordt de medicatie voor Wietse bijgehouden en gecontroleerd? Hoe zou je de ouders hierin kunnen betrekken?

f Stel een plan op waarin je stapsgewijs Wietse en zijn ouders voorlichting geeft over het belang van therapietrouw en hen vaardig maakt in het op de juiste wijze geven van de medicatie. Welke stappen zijn nodig, wat is het doel van deze voorlichting? Lever het plan ter beoordeling in bij de docent en presenteer het plan aan elkaar.

g Hoe bereid je Wietse en zijn ouders voor op het moment van ontslag en wat zijn de ontslagcriteria? Op welke aspecten moet je je als verpleegkundige richten bij dit ontslaggesprek?

h Om je in het voeren van een ontslaggesprek te bekwamen, voer je in subgroepen met een rollenspel het ontslaggesprek van Wietse. Maak voorafgaand aan het gesprek een criterialijst en evalueer naderhand aan de hand van deze lijst het gevoerde gesprek. Vraag een subgroep om te observeren en geef ook feedback op je eigen functioneren. Bespreek deze opdracht na met de docent.

Evaluatie

Je bent nu heel wat te weten gekomen over een chronisch ziek kind. In deze casus betrof het een kind met COPD. Maak aan de hand van de opgedane kennis uit de leertaak de volgende opdrachten:

1. Bereid met de ene helft van de groep een voorlichtingsavond voor over gezinnen met een astmakind. Gebruik al de kennis die je uit de leertaak hebt vergaard.
2. De andere helft van de groep speelt een voorlichting na over het saneren van het huis. In het geval van Wietse betekende het ook dat de kat weg moest.
3. Speel de beide voorlichtingen voor de andere groep en evalueer samen met de begeleidend docent de voorlichtingen van de beide groepen.
4. Bespreek na het uitvoeren van deze taak met de docent of er nog zaken onduidelijk zijn of waar je nog informatie over zou willen hebben.

Leertaak 5
"Mijn mamma moet het doen"

Femke van 4 jaar is opgenomen in een box. Zij ligt geïsoleerd van andere kinderen om de omgeving zo prikkelarm mogelijk te maken. Harde geluiden of spelende kinderen zijn op dit moment nog erg storend voor Femke.

Voor Femke is het heel belangrijk dat haar ouders bij haar kunnen zijn, haar kunnen steunen maar ook mee kunnen helpen in de verzorging. Eigenlijk een beetje net als thuis. Voor een 'buitenstaander' is het moeilijk om tijdens het ziekteproces te doorgronden wat er allemaal in haar hoofd omgaat.

Haar ouders zullen haar het best begrijpen, maar de verpleegkundige zal bepaalde gedragingen kunnen verklaren.

Voor Femke is het een vertrouwd idee om bijvoorbeeld door haar moeder gewassen te worden. De eerste twee dagen van haar opname was zij ook nog niet in staat om op het toilet te plassen en doordat haar moeder haar daarbij kon helpen voelde zij zich minder gespannen.

Femkes moeder vindt het prettig om haar dochter te verzorgen. Ze voelt zich zo machteloos nu haar dochter zo ziek is en ze heeft het idee dat ze zo weinig kan doen. Bovendien maakt ze zich druk om de twee andere kinderen thuis, die worden wel goed opgevangen door haar eigen ouders zodat zij bij Femke kan zijn, maar toch...

Het was net heel knus om samen een boterham te eten. Femke begint weer een klein beetje haar eetlust terug te krijgen. Ze zal straks even aan Nicolien vragen hoe ze Femke kan baden en hoe ze haar een schone pyjama aan moet trekken, zonder dat het infuusslangetje in de knoop raakt.

De relatie moeder-kind-verpleegkundige is heel belangrijk in een kinderziekenhuis.

Oriëntatie

Nicolien weet hoe belangrijk ouderparticipatie voor het kind en voor de ouders is. Ook beseft Nicolien heel goed dat het van groot belang is dat zijzelf een functionele zorgrelatie opbouwt met zowel Femke als met haar moeder. Nicolien blijft natuurlijk wel eindverantwoordelijk voor de gegeven zorg en zij zal misschien Femkes moeder moeten instrueren over bepaalde voorschriften of over het geven van medicijnen. Het kan niet zo zijn dat Nicolien minder taken heeft omdat Femkes moeder de hele dag aanwezig is. Integendeel, Nicolien heeft eigenlijk ook de zorg voor de ouders van Femke. Zij weet dat de ouders in een situatie als deze ook zorg nodig kunnen hebben.

Als het straks iets rustiger is op de afdeling zal zij aan de moeder van Femke voorstellen dat zij even bij Femke blijft zodat Femkes moeder even een kopje koffie kan gaan drinken.

Doelstellingen

Na het werken aan deze leertaak kun je:
- je inleven in de belevingswereld van de zieke kleuter
- de begrippen ouderparticipatie en rooming-in definiëren
- de rol van de verpleegkundige in het ouderparticipatieproces beschrijven
- je een mening vormen over ouderparticipatie en deze beargumenteren
- in eigen woorden beschrijven welke aspecten belangrijk zijn bij het geven van basiszorg aan kinderen
- voorlichting geven aan kinderen en ouders, rekening houdend met de ontwikkelingfase waarin het kind zich bevindt.

Planning

Lees de opdrachten uit deze leertaak goed door en bespreek eventuele onduidelijkheden met de docent. Maak ook afspraken over het inleveren van de opdrachten.

Richtlijnen voor de studiebelasting:

Oriëntatie en planning	0,5	sbu
Opdracht 1	4	sbu
Opdracht 2	2	sbu
Opdracht 3	6	sbu
Opdracht 4	3	sbu
Opdracht 5	6	sbu
Evaluatie	1	sbu
Totaal	22,5	sbu

Uitvoering

Opdracht 1   de belevingswereld van een zieke kleuter

In deze opdracht wordt de nadruk gelegd op de beleving van ziekte en een ziekenhuisopname voor een kleuter. Wat betekent het voor een kind in de kleuterleeftijd om opgenomen te worden of om ziek te zijn? Wat kunnen de gevolgen voor zijn of haar ontwikkeling zijn? Femke is een kleuter van 4 jaar. Zij werd plotseling ernstig ziek en moest in het ziekenhuis worden opgenomen. Hoe zou Femke haar ziekte kunnen zien en wat zou je aan ouders kunnen vertellen over mogelijke verschijnselen als reactie op een ziekenhuisopname? Op deze vragen zul je een antwoord vinden tijdens het werken aan de opdrachten.

a Ga eens in gedachten terug naar je eigen kleuterleeftijd. Kun je je nog herinneren met welk speelgoed je graag speelde en welke liedjes er gezongen werden?
b Probeer je herinneringen eens te beschrijven en deel je ervaringen met een groepsgenoot.
c Femke is thuis ernstig ziek geworden en acuut opgenomen in het ziekenhuis. Wat vertel je aan de ouders van Femke over de beleving van ziekte bij een kleuter?
d Verzamel in groepjes van twee of drie personen informatie uit boeken, artikelen of van internet over de beleving van ziek zijn voor een kleuter en de betekenis van 'magisch denken'.
e Maak van de uitkomst van opdracht 1d een verslag. Schrijf alsof je ouders en medegroepsgenoten informatie geeft. Werk volgens de richtlijnen uit het boek *Hoe pak ik dat aan?* van M. Cox. Het verslag mag maximaal twee A4'tjes bevatten. Lever het verslag in bij de docent.
f Aan welke kenmerken kun je zien dat een kind zich heeft aangepast aan een ziekenhuisopname? In welke mate heeft Femke zich aangepast? Beschrijf op een half A4'tje welke kenmerken je kunt zien bij een kind dat zich heeft aangepast en in hoeverre deze kenmerken op Femke van toepassing zijn. Bespreek deze opdracht na met de groep en vergelijk je uitkomsten met die van groepsgenoten.

Opdracht 2 maak een kwartetspel

Hier heb je voor nodig: zestien kaarten, waarin bijvoorbeeld de begrippen magisch denken, speelgoed, dagindeling, regressie en ziek zijn als hoofdonderwerpen gebruikt worden.
Er kan ook gekozen worden voor andere of voor meer hoofdonderwerpen.
Het aantal subgroepjes is gelijk aan het aantal onderwerpen. Per onderwerp kiest een groepje vier kernwoorden en schrijft deze onder het hoofdonderwerp en benadrukt of onderstreept op elke kaart een ander kernwoord.
Verdeel als het spel gereed is, de kaarten over de groep en speel het kwartetspel volgens de beschrijving in *Hoe pak ik dat aan?* van M. Cox.
Het doel van het spelen van het spel is dat bij het compleet maken van een kwartet de groep de samenhang tussen en de betekenis van de verschillende kernwoorden in relatie tot het hoofdonderwerp duidelijk aan de andere groepsleden verwoordt. Op deze manier wordt gevraagd om verbanden en achterliggende relaties aan anderen duidelijk te maken.

Opdracht 3 ouderparticipatie is samenwerken

De moeder van Femke blijft bij haar dochter slapen. Zij wordt betrokken bij de verzorging van Femke. Ouderparticipatie is een ontwikkeling waar je op een kinderafdeling zeker mee te maken zult krijgen. Ouders mogen 24 uur per dag bij hun kind zijn en meehelpen in de zorg. Wat betekent deze ontwikkeling eigenlijk voor de verpleegkundige en voor het kind en zijn ouders?

a Heb je zelf wel eens te maken gehad met ouderparticipatie? Misschien heb je het zelf meegemaakt in het ziekenhuis? Beschrijf indien mogelijk je ervaringen en deel ze met een groepsgenoot.
b Ga in de bibliotheek of op internet op zoek naar informatie over ouderparticipatie op een kinderafdeling en probeer een antwoord te vinden op de volgende vragen:
– Wat betekenen de begrippen rooming-in en ouderparticipatie?
– Hoe lang bestaat ouderparticipatie eigenlijk al?
– Wat is het belang van ouderparticipatie voor een kind?
c Bedenk welke faciliteiten en afspraken er nodig zijn op een afdeling om ouderparticipatie goed te laten verlopen.

d Schrijf je bevindingen en eventuele uitkomsten op. Wissel de bevindingen en uitkomsten van het literatuuronderzoek uit met die van een groepsgenoot en lees het werk van je groepsgenoot. Bespreek samen eventuele verschillen.

e Lees het stukje casus over Femke aandachtig door. Probeer tijdens het lezen aandacht te schenken aan de volgende vragen:
- Op welke gebieden denk je dat Femkes moeder kan participeren in de zorg voor Femke?
- Zijn er taken waarvan je denkt dat alleen Nicolien ze mag doen of kan de moeder alle taken overnemen?

f Wat denk je dat belangrijke aspecten in een functionele zorgrelatie zijn?

g Noteer je bevindingen en standpunten.

h Elk groepslid formuleert een stelling om over te discussiëren en schrijft deze op. De groep kiest uiteindelijk twee stellingen om over in discussie te gaan. Vraag aan de docent of deze gespreksleider wil zijn. Het doel van de discussie is dat je je een mening kunt vormen over bovenstaande items en dat je deze kunt verwoorden.

i Doordat ouders gaan participeren in de zorg is het niet ondenkbaar dat er knelpunten ontstaan in bijvoorbeeld de taakafbakening van de verpleegkundige.

j Bedenk twee knelpunten die samenhangen met de ouderparticipatie en die zouden kunnen voorkomen in de gehele casus van Nicolien.

k Wat zou een kinderafdeling kunnen doen om deze mogelijke knelpunten in de toekomst te voorkomen? Schrijf je bevindingen op. Wissel van mening over je bevindingen en standpunten met een groepsgenoot. Het doel van deze opdracht is inzicht verkrijgen in andere meningen en uitgangspunten en daarbij een probleemoplossende houding aannemen.

l Om methodisch te kunnen werken is het van belang om de juiste verpleegkundige diagnoses te formuleren.

m Welke verpleegkundige diagnose kun je aan de hand van de hoofdcasus en de inleiding van de leertaak voor Femke en haar ouders stellen? Denk je dat je kunt spreken van een potentiëel verpleegprobleem?

n Probeer voor jezelf duidelijk te maken naar aanleiding van welke observaties je tot deze diagnose bent gekomen. Werk dit schematisch uit.

o Welke kenmerken van de diagnose noemen Gordon en Carpenito en herken je deze bij Femke? Streef ernaar om klassikaal tot een aantal eenduidige verpleegkundige diagnoses te komen. Probeer als er een discussie plaatsvindt je mening te onderbouwen vanuit het proces van besluitvorming wat je eerder hebt uitgewerkt.

Opdracht 4 kunnen zorgen voor jezelf: zelfzorg

Een van de taken van een verpleegkundige is het vaststellen van de mate waarin iemand in staat is tot het uitvoeren van zelfzorg. Je zult begrijpen dat zelfzorg bij kinderen anders ligt dan bij volwassenen. Denk maar aan het verschil tussen een baby en een puber. In de tussenliggende tijd vindt er een hele ontwikkeling plaats.

Nicolien stelt vast in welke mate en op welk gebied Femke hulp nodig heeft bij het uitvoeren van haar zelfzorg. Femke wordt in haar zelfzorg bijgestaan door haar moeder, die op haar beurt weer geholpen en bijgestaan wordt door Nicolien.

a Lees de casus aandachtig door, zoek benodigde informatie op in de literatuur of op internet en beantwoord de volgende vragen:
- Welke zelfzorgactiviteiten kom je in de hoofdcasus en bij Femke tegen?
- Onder welk gezondheidspatroon vallen deze zelfzorgactiviteiten?
- Welke activiteiten kun je onderscheiden?
- Wat mag je op het gebied van zelfzorg verwachten van een kind in de kleuterleeftijd?

b Werk Femkes zelfzorgactiviteiten, het gezondheidspatroon, de activiteiten die vallen onder zelfzorg en de ontwikkeling van een kleuter op zelfzorggebied uit op maximaal één

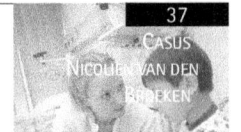

A4'tje en bespreek de uitkomsten met elkaar in de groep. Formuleer aan de hand van je uitkomsten drie verpleegkundige diagnoses volgens de PES-structuur.

c Geef aan welke gesprekspunten per leeftijdsfase in een anamnesegesprek van belang zijn. De groep wordt verdeeld in vijf subgroepen. Elk groepje maakt anamnesevragen die betrekking hebben op de zelfzorg bij kinderen in een andere ontwikkelingsfase (baby, peuter, kleuter, schoolkind, jongere). Houd rekening met de ontwikkelingsfase waarin het kind zich bevindt. Bedenk op welke manier en aan wie (ouders of kind) je de vraag stelt.

d Presenteer de uitkomsten op een door jullie zelfgekozen originele manier in de groep en vraag je groepsgenoten om feedback. Wat vinden zij van jullie anamnesevragen, wat zijn goede en wat zijn minder goede vragen, wat zijn verbeterpunten? Sta open voor opbouwende kritiek. Zelf geef je je groepsgenoten ook feedback op de door hen gemaakte anamnesevragen.

Opdracht 5 patiëntenvoorlichting: dat doe je zo!

Het kan gebeuren dat je tijdens je stage op de kinderafdeling in situaties belandt waarvan het in het belang van het kind kan zijn dat je voorlichting geeft over een bepaald onderwerp. Vaak gaat voorlichting geven tussen de bedrijven door. Toch is het goed om eens wat langer stil te staan bij de stappen die je kunt nemen bij het geven van voorlichting.

a Over welke onderwerpen kun je voorlichting geven aan de ouders van Femke of aan Femke zelf? Beschrijf het onderwerp van de voorlichting en geef het belang weer van jouw eigen houding. Waarom is voorlichting geven eigenlijk belangrijk?

b Wat zou jij in dit kader als gewenst zorgresultaat nastreven? Formuleer een gewenst zorgresultaat en bespreek dit met een groepsgenoot. Pas je formulering naar aanleiding van het commentaar dat je krijgt eventueel aan.

c Bestudeer informatie over patiëntenvoorlichting.

d Over de volgende onderwerpen kun je op een kinderafdeling voorlichting geven. De klas wordt verdeeld in zes groepen, elk groepje kiest een onderwerp.

e Bedenk bij het onderwerp van jullie keuze een situatie die op de kinderafdeling voor zou kunnen komen en waarin jullie als verpleegkundige voorlichting geven aan het kind en/of aan zijn ouders.
  - tandenpoetsen
  - flesje drinken mee naar bed
  - slaaphouding baby's
  - lumbaalpunctie
  - voeding en eetgewoontes.

f Maak in de subgroep een plan van aanpak voor de door jullie te geven voorlichting aan het kind en/of aan de ouders.

g Speel in een rollenspel het geven van voorlichting over het door jullie gekozen onderwerp aan ouders of aan het kind. Maak gebruik van je plan van aanpak (waarin de situatieschets, het onderwerp van voorlichting, de doelgroep, het plan van aanpak en de te geven voorlichting aan bod komen).

h Vraag je groepsgenoten om feedback over de inhoud en je houding in het rollenspel en lever het plan van aanpak ter beoordeling in bij de docent.

Evaluatie

Kijk terug op de uitvoering van de leertaak.
Je hebt als het goed is een beeld gekregen van de belevingswereld van de zieke kleuter. Ouderparticipatie is nu een bekend begrip geworden en door hierover te discussiëren heb je je een mening kunnen vormen. De verpleegkundige heeft een belangrijke rol in dit proces. Voorlichting geven aan ouders of kinderen over een bepaald onderwerp vraagt een grondige voorbereiding; dat heb je kunnen ondervinden in opdracht 5.
Bespreek samen met een groepsgenoot de volgende vragen.

1 Hoe verliep de samenwerking?
2 Wat vond je een leuke opdracht in de leertaak en welke vond je minder leuk? Kun je aangeven waarom?
3 Van welke taak heb je veel geleerd?
4 Zijn er knelpunten geweest in de uitvoering van bepaalde taken? Wat ging juist goed?
5 Evalueer samen met de docent de uitkomsten van de vragen in de groep.

Leertaak 6
Hoe moet het nu met school?

Ieder ouderpaar hoopt dat hen niet zal overkomen wat de ouders van Sjoerd is overkomen. Een telefoontje van de politie met de mededeling: "Uw zoon heeft een ongeluk gehad met de brommer en hij is met de ambulance naar het ziekenhuis gebracht." Het was alsof de grond onder de voeten van de ouders van Sjoerd wegzakte. Na dit telefoontje zijn zij direct naar het ziekenhuis gegaan waar Sjoerd naartoe was gebracht. Zij hebben zich op de SEH gemeld, waar ze zijn opgevangen door een verpleegkundige die hen vertelde dat Sjoerd niet levensbedreigend gewond was. Dat was een hele opluchting, maar wat had hij dan wel?

Zijn ouders mochten meteen naar Sjoerd toe, zodat ze met eigen ogen konden zien hoe het met hem was. Wat een schrik, ook voor Sjoerd; daar lag hij op een behandelkamer met een van schrik wit weggetrokken gezicht. De moeder van Sjoerd kon haar tranen nauwelijks de baas, maar was erg opgelucht dat ze haar zoon zag. Sjoerd vertelde dat hij de auto van rechts uit dat kleine straatje te laat zag, hij reed erg hard. Hij kon hem niet meer ontwijken en slipte tegen een muurtje.

Even later kwam de chirurg de kamer binnen en zei dat er op de OK nu tijd was om hem te opereren. Er zal een plaat met schroeven in zijn bovenbeen worden gezet waardoor de breuk goed kan herstellen. Daarna gaat hij naar de kinderafdeling waar plaats is op een tienerkamer. De chirurg vertelde aan de ouders van Sjoerd dat hij na de operatie naar de recovery zal gaan en dan pas naar de afdeling.

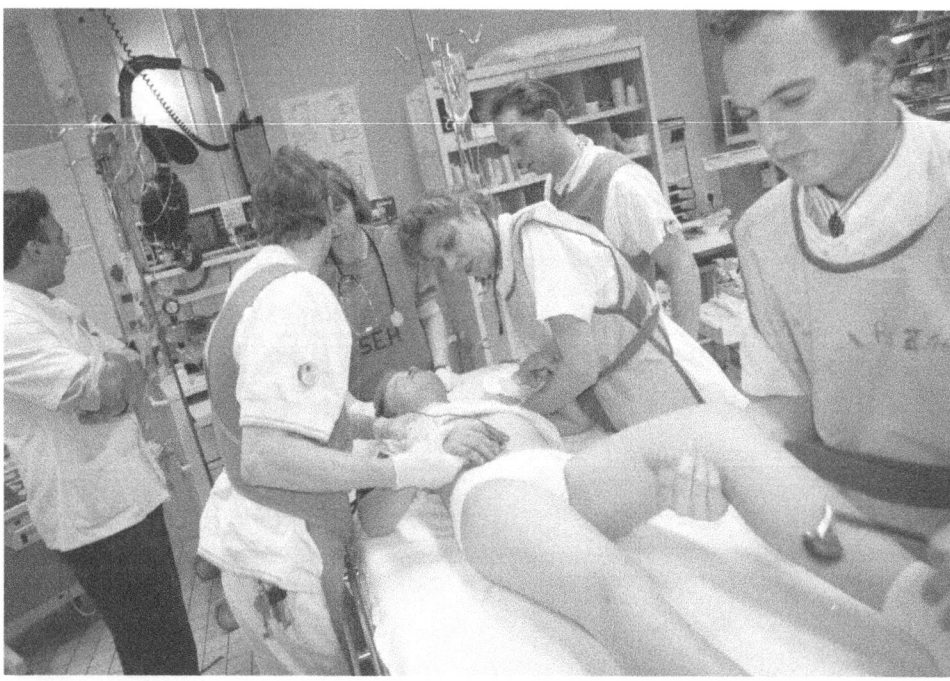

Spoedoperatie bij een kind.

De ouders moeten er rekening mee houden dat Sjoerd nog slaperig naar de afdeling komt. Ze moeten daar niet van schrikken, het is een gevolg van de narcose die nog niet is uitgewerkt.

Oriëntatie

Zoals je gelezen hebt is het zowel voor Sjoerd als voor de ouders zeker schrikken, een ongeluk met een brommer. Gelukkig is er in ons land veel geregeld als je een ongeluk krijgt. Er komt een ambulance, er is politie die het verkeer regelt of in eerste instantie het slachtoffer opvangt als de ambulance er nog niet is. Later belt ook de politie naar de ouders van het slachtoffer, het ziekenhuis is er voor de opname. Zo gebeurt er heel wat na het bellen van het alarmnummer. De scholier die via zijn mobiele telefoon het alarmnummer belde, fietste achter Sjoerd en zag het ongeluk gebeuren.

Bij een acute opname komen verschillende zaken aan de orde. Hoe ingrijpend is het voor Sjoerd en zijn ouders? Wat is de impact op de langere termijn van het hebben van een femurfractuur en wat zijn de eventuele gevolgen voor de toekomst? Wat zijn de consequenties voor Sjoerd, voor school en voor zijn sociale leven? Allemaal zaken die aan de orde komen in deze opdracht.

Doelstellingen

Na het werken aan deze leertaak kun je:
- de beperkingen en zorgproblemen van het bewegingsapparaat die het gevolg zijn bij een femurfractuur inschatten
- verschillende botbreuken benoemen die bij jeugdigen kunnen voorkomen
- de verpleegkundige postoperatieve zorg toepassen na een femuroperatie
- schetsen op welke manier de sociale contacten (school, vrienden, familie enz.) bij opname op de afdeling kunnen worden onderhouden
- observeren hoe je bij een jongere signalen van pijn herkent en hoe de jongere hiermee omgaat
- inschatten wat voor impact een acute opname voor een jongere kan hebben
- rekening houden met de schaamtegevoelens en behoefte aan privacy van een jongere
- de jongere een zo groot mogelijke autonomie geven, hem betrekken bij de zorg en hierbij de Wet op de geneeskundige behandelingsovereenkomst (WGBO) toepassen
- afstand en nabijheid in de verpleegkundige zorgrelatie met een jongere bepalen.

Planning

Overleg met je begeleidend docent hoe je aan deze leertaak gaat werken. Het is noodzakelijk dat je de volgorde van de verschillende opdrachten aanhoudt.

Richtlijnen voor de studiebelasting:

Oriëntatie en planning	0,5	sbu
Opdracht 1	3	sbu
Opdracht 2	3	sbu
Opdracht 3	3,5	sbu
Opdracht 4	2,5	sbu
Opdracht 5	2	sbu
Opdracht 6	2	sbu
Evaluatie	1	sbu
Totaal	17,5	sbu

Voor de verschillende opdrachten kun je gebruikmaken van de literatuur die je voor de vorige leertaken hebt opgezocht. Bedenk wat je nodig hebt om de leertaak uit te kunnen voeren.

Uitvoering

Opdracht 1 een ongeluk en dan?

Deze opdracht voer je uit in een subgroep van vier personen; je verdeelt de vragen onderling om ze later met elkaar te bespreken.

a Hoe reageer jij als je een ongeluk ziet gebeuren, denk je? Schrik je hier zo van dat je hard doorfietst of zou je ook het alarmnummer bellen zoals de jongen die achter Sjoerd reed? Heb je zelf weleens zo'n situatie meegemaakt?

b Kun je je een beetje voorstellen hoe de ouders van Sjoerd op het ongeluk reageerden?

c Hoe zou je hen op de SEH kunnen opvangen? Als je tot de slotsom komt dat je dit moeilijk vindt en denkt dit niet te kunnen, wat zou je hier voor ondersteuning nodig hebben?

d Sjoerd wordt met de ambulance op de SEH binnengebracht. Wat zou jouw reactie zijn als je hem moest opvangen om hem naast de verpleegtechnische handelingen die moeten worden verricht, te ondersteunen?

e Je bent misschien niet veel ouder dan Sjoerd is in de casus. Vind je dat juist een voordeel of een nadeel? Beschrijf je mening en je gevoelens hierbij op een half A4'tje.

f Bespreek met elkaar de uitkomsten op de voorgaande vragen en vergelijk met deze. Bespreek met de begeleidend docent wat jullie nodig denken te hebben om in de verschillende situaties te kunnen handelen/begeleiden. Geef ook aan wat je moeilijk zou vinden.

Opdracht 2 de tienerkamer

Nicolien heeft Sjoerd samen met Hilly van de OK gehaald. De chirurg heeft een fixatie met een plaat en schroeven ingebracht in het gebroken bovenbeen (femur) en een wonddrain aangelegd. De ouders van Sjoerd wachten vol spanning op de afdeling en zijn erg benieuwd hoe het met hem is. De chirurg heeft uitgelegd dat het bovenbeen gunstig gebroken is, een eenvoudige spiraalbreuk. Daarom was een plaat met schroeven voldoende en kan Sjoerd de volgende dag na een röntgenfoto onbelast met krukken gaan lopen. Sjoerd is nog slaperig van de narcose en moet nog extra in de gaten gehouden worden.

a Wat zijn de eerste handelingen die je verricht op de kamer als Sjoerd terugkomt van de OK? Waar richt je als verpleegkundige je observaties op?

b Lees de casus aandachtig door en formuleer volgens de PES-structuur de verpleegkundige diagnoses.

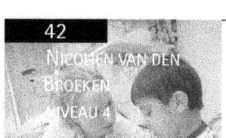

c Kijk dan welke zorgresultaten je wilt bereiken, zorg dat deze geformuleerd zijn volgens de RUMBA-eisen.
d Welke verpleegkundige interventies en activiteiten zijn er in relatie met de medische interventies nodig?
e Wat voor soort fracturen ken je nog meer en zijn er fracturen die ook specifiek bij kinderen voorkomen? Zoek ook in de literatuur op hoe fracturen bij kinderen genezen.
f De ouders van Sjoerd zijn de aangewezen personen om informatie die belangrijk is om rekening te houden bij de postoperatieve observaties over de anamnese te verstrekken.
g Sjoerd is met spoed opgenomen, dus een uitgebreid opnamegesprek moet later plaatsvinden. Wat zou je willen weten van de ouders van Sjoerd?
h Als Sjoerd in een later stadium goed aanspreekbaar is, kun je de gegevens aan de hand van de functionele gezondheidspatronen van Gordon verder verzamelen. Dit kan door een observatie, met een gesprek en met schriftelijke gegevens. Wat zou de uitkomst hiervan kunnen zijn?
i Formuleer aan de hand van de verzamelde informatie de verpleegkundige diagnoses die betrekking hebben op de toestand van Sjoerd.
j Vergelijk jouw diagnoses met die van de groepsleden. Stel vervolgens gezamenlijk een zorgplan op voor Sjoerd en bespreek dit zorgplan samen met de docent.
k Kinderen in de leeftijd van 15 tot 18 jaar liggen ook wel eens op de volwassenenafdeling. Wat zou de leeftijdsgrens van een kinderafdeling volgens jou moeten zijn? Discussieer hierover met groepsgenoten en probeer je mening te onderbouwen.
l Op welke wijze kun je vaststellen of jouw verpleegkundige interventies het gewenste resultaat hebben gehad?

Opdracht 3 controles bij Sjoerd

Bekijk in het open leercentrum de video die gaat over verzorging van wonddrains na chirurgische ingrepen. Ga in het Skillslab of vaardigheidslokaal de volgende controles die postoperatief gedaan worden, oefenen en leg hierbij een controlelijst aan.

a Vraag aan een medeleerling of hij in bed wil plaatsnemen en vraag of hij zich verplaatst in de leeftijd en situatie van Sjoerd. Bereid de medestudent voor op de handelingen zoals tensie meten, pols tellen, wond- en draincontrole, zoals je die bij Sjoerd zou doen. Je houdt hierbij rekening met zijn leeftijd (16 jaar) en met je eigen leeftijd. Denk aan jezelf toen je zo oud was en verplaats je dan in zijn situatie. Verwissel dan van rol.
b Met welke gevoelens word je dan geconfronteerd? Denk hierbij aan zowel je eigen gevoelens als aan de gevoelens van een jongere. Hoe zou je dit oplossen?
c Bespreek met je medestudenten de uitkomsten van de vaardigheden die je geoefend hebt en tegen welke gevoelens je aanliep. Voor welke aanpak zou je kiezen, rekening houdend met een 16-jarige? Lees in de literatuur over de zorg voor een jongvolwassene.
d Hoe verliep het uitvoeren van de vaardigheden? Heb je verbeterpunten voor jezelf opgesteld? Waar let je de volgende keer op? Maak een reflectieverslag waarin je kritisch kijkt naar je eigen handelen en waarin je persoonlijke leerdoelen opstelt voor de volgende keer.
e Het formuleren van verpleegkundige diagnoses is nodig om methodisch te werken. Welke verpleegkundige diagnoses kun je stellen aan de hand van de informatie die je uit de casus en de leertaak kunt halen? Gebruik hiervoor het handboek van Gordon of van Carpenito.
f Maak voor jezelf duidelijk aan de hand van welke observaties je tot diagnoses bent gekomen. Stel een duidelijk schema op.
g Bespreek met je groep de uitkomsten en probeer tot een gezamenlijke uitkomst te komen.

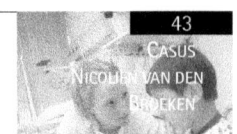

Opdracht 4   zo krijgt Sjoerd de goede zorg

De arts heeft afgesproken dat Sjoerd één dag bedrust nodig heeft en daarna zo snel mogelijk mag mobiliseren. Dit hangt af van de röntgenfoto die de volgende dag wordt gemaakt. Als de arts deze heeft bekeken mag Sjoerd onbelast mobiliseren. Dat betekent dat hij met krukken mag lopen zonder zijn been te belasten. Dit heeft heel veel voordelen voor Sjoerd, zowel op zorggebied als op sociaal gebied. Nicolien gaat Sjoerd de eerste dag postoperatief wassen en verzorgen.

Een groot gedeelte zal hij zelf kunnen doen; dit is echter afhankelijk van de pijn die hij heeft. Als Nicolien aan zijn bed komt en vraagt hoe het met hem is, geeft Sjoerd als antwoord dat hij niet gewassen wil worden en geen pijn heeft.

a Wat kun je uit het gedrag van Sjoerd opmaken? Waar heeft hij moeite mee en kun je bedenken wat de reden hiervan is? Beschrijf je observaties ten opzichte van pijnbeleving en je interventies hierin.

b Welke zelfzorgactiviteiten zou Sjoerd kunnen doen en onder welk gezondheidspatroon vallen de zelfzorgactiviteiten? Welke activiteiten kun je onderscheiden?

c Sjoerd geeft niet gemakkelijk toe dat hij pijn heeft. Hoe kun je een jongere op zijn gemak stellen als het gaat om pijn en hoe kun je pijn herkennen bij een 16-jarige? Waar houd je rekening mee? Welke afspraken zou je met Sjoerd kunnen maken?

d Op welke manier kun je Sjoerd zijn eigenwaarde laten behouden in zijn rol als patiënt en hoe kun je zijn autonomie zo veel mogelijk handhaven? Misschien heeft hij ook schuldgevoelens over het ongeluk, ook naar zijn ouders toe. Hoe zou je hem daarbij kunnen helpen? Wat houden begrippen autonomie en eigenwaarde precies in?

e Een jongere is in het beginstadium van zijn seksuele ontwikkeling en je zult hier ook tactisch mee om moeten gaan. Hoe bepaal je je eigen rol hierin en waar zul je rekening mee moeten houden?

f Bespreek je gevoelens en standpunten met een medestudent of eventueel met de begeleidend docent.

Opdracht 5   school, vrienden en ouders

Sjoerd is acuut opgenomen in het ziekenhuis, totaal onverwacht. Er komt van alles op hem af: een operatie, wonddrain, pijn, van huis weg en zonder vrienden. Wellicht heeft Sjoerd schuldgevoelens over het ongeluk. Hij had zijn brommer nog maar drie weken; hij heeft dan wel een brommerrijbewijs, maar hij reed wel eens te hard als hij te laat naar school ging. Hij vertelt aan Nicolien dat 's middags de hele klas langskomt. Hij vindt dat helemaal te gek, maar Nicolien ziet een aantal problemen. Ten eerste weet ze dat zijn moeder langs zou komen met huiswerk. Ten tweede ziet Sjoerd nog erg wit om zijn neus want vanochtend is de wonddrain verwijderd, omdat de drain geen wondvocht meer produceerde. Ten derde heeft de röntgenfoto uitgewezen dat de fixatuur goed zit en er geen zwellingen zijn, dus Sjoerd mag onbelast gaan lopen met twee krukken. De fysiotherapeut komt vanmiddag langs om te oefenen met het lopen met krukken.

a Welke regels zou je tegen kunnen komen op een tienerafdeling? Probeer hier achter te komen door bijvoorbeeld langs een kinderafdeling te gaan en de regels die gehanteerd worden op te vragen.

b Hoe zou je met Sjoerd omgaan voor wat betreft het bezoek van de klas? Welke oplossing kun je hiervoor bedenken? Laat je de keus aan hemzelf of beslis jij voor hem? Hoe denken de andere groepsleden hierover? Liggen de uitkomsten erg ver uit elkaar?

c Een jongere wil niet als 'baby' behandeld worden en zal zich dan ook stoer naar zijn ouders toe opstellen. Hoe zou je zijn ouders toch kunnen betrekken bij de dagelijkse zorg voor Sjoerd?

d In het inleidende stukje staat dat de drain is verwijderd bij Sjoerd. Hoe zou je hem, zijn leeftijd in acht genomen, hierop kunnen voorbereiden? Wat vertel je hem?

e Bedenk voor jezelf hoe je je houding bepaalt bij de verzorging en benadering van Sjoerd. Als je bijna van dezelfde leeftijd bent als Sjoerd verschilt je denkwereld niet veel met die van hem. Probeer hierin je standpunt te bepalen en bedenk dat je niet op gelijke voet staat met elkaar. Zet op een A4'tje hoe je bijvoorbeeld om zou gaan met Sjoerd als hij tot 23.00 uur tv wil kijken, en de andere kinderen willen slapen. Hoe los je dit op? Discussieer hierover met elkaar onder begeleiding van de docent en beperk je niet tot alleen deze situatie; speel dit uit in een rollenspel.

f Zijn moeder neemt huiswerk mee, maar zijn er nog andere mogelijkheden op de afdeling in plaats van dat Sjoerd z'n moeder het regelt? Zoek naar informatiebronnen voor je antwoorden en bespreek ze in je subgroep.

Opdracht 6 Sjoerd, zijn rechten en zijn ontslag

Sjoerd is opgenomen op de kinderafdeling en heeft zoals elke patiënt rechten en plichten. Het is van belang om als verpleegkundige op de hoogte te zijn van de wetgeving voor minderjarigen en volwassenen. In dit geval gaan we uit van de verpleging van een minderjarige. Sjoerd is in de vijf dagen dat hij is opgenomen goed vooruitgegaan en de chirurg heeft voorgesteld dat hij de volgende dag naar huis mag. Sjoerd is natuurlijk hartstikke blij en zijn ouders ook. Maar er zijn ook onzekerheden over het ontslag, voor Sjoerd maar ook voor zijn ouders.

Stelling: De leeftijdsgroep waar Sjoerd in valt mag zelf beslissen over zijn behandeling. Is dit waar?

a Ga na hoe dit voor de diverse leeftijdsgroepen geregeld is. Wie beslissen er nog meer mee over de behandeling van Sjoerd? In welke wet zijn deze zaken geregeld?

b Sjoerd wil zijn verpleegkundig zorgdossier inkijken. Hoe zou je daarmee omgaan als verantwoordelijk verpleegkundige? Hierover kun je met je groep een discussie voeren. Verdeel de groep in voor- en tegenstanders, onderbouw de meningen met argumenten. Vraag aan de begeleidend docent of hij erbij aanwezig wil zijn.

c Heb je wel eens van 'het oordeel des onderscheids' gehoord? Zoek dit op in de literatuur. Waarom is in dit verband je verslaglegging in het verpleegkundig zorgdossier zo belangrijk?

d In het bovenstaande stukje heb je gelezen dat Sjoerd met ontslag gaat. Er komt een eind aan de relatie die je met Sjoerd hebt opgebouwd. Je zorgt dan ook dat alles goed geregeld is. Om het zorgproces af te ronden zou je een exit-gesprek kunnen voeren. Zou je hierbij zijn ouders betrekken? Wat zou er aan de orde komen in dit gesprek?

e Wat zou er bij het ontslag van Sjoerd nog geregeld moeten worden voor de thuissituatie? Welke discipline in het ziekenhuis zou je hierbij kunnen betrekken?

f In het geval van Sjoerd hoeft er geen overdracht geschreven te worden, want hij gaat gewoon naar huis. Maar stel dat je een verstandelijk gehandicapt kind verpleegd hebt, wat zou belangrijk zijn om bij het teruggaan naar de instelling in de overdracht te vermelden? Vergelijk de antwoorden van jouw groepje met die van de anderen.

Evaluatie

Er is in deze opdracht veel gesproken over de relatie tussen de verpleegkundige en jongeren. Er is veel aan de orde geweest om over na te denken en bij stil te staan.

1 Welke groep jeugdigen heeft je voorkeur om te verplegen? Beargumenteer je voorkeur.
2 Stel: je bent 16 jaar en we leven vijftien jaar terug in de tijd. Hoe was het vijftien jaar

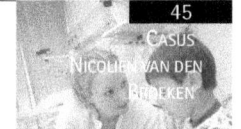

geleden voor een tiener die opgenomen was op een kinderafdeling? Beschrijf voor jezelf hoe de opname op een kinderafdeling er toen uitzag. Wat zijn de verschillen voor tieners tussen nu en vijftien jaar geleden?

3 Bij preventie aan een 16-jarige kun je denken aan voorlichting over drugs en alcohol. Wat kun je nog meer noemen wat betreft preventie aan een 16-jarige?

4 Wat vond je moeilijk in deze opdracht en wat miste je? Schrijf dit voor jezelf op, vergelijk met je groepsleden wat de uitkomsten zijn en evalueer dit met je docent. Misschien heeft hij ook nog aanvullingen of opmerkingen.

Leertaak 7

Nicolien ontwikkelt zich

Een paar fragmenten uit de casus:
Nicolien opent de schuurdeur met haar sleutel en rijdt haar fiets naar binnen. Het was koud vanavond op de fiets. Ze denkt terug aan haar uurtje sport. Het doet haar goed iedere week even haar gedachten te verzetten. Tijdens het sporten heeft ze echt geen tijd om aan iets anders te denken dan aan haar spieren en de snelheid waarmee ze zich moet bewegen.

Sinds twee jaar heeft ze een eigen appartement. Tevreden denkt Nicolien dat ze het best naar haar zin heeft zo in haar huis en ook op haar werk. Ook al is ze nu kinderverpleegkundige, ze leert nog elke dag nieuwe dingen.

Ze vindt het leuk om Hilly, de stagiaire, te begeleiden; over een poosje komt er een bijscholing over werkbegeleiding en ze wil Gerard vragen of zij ernaartoe mag. Hilly stelt een aantal kritische vragen over het bereiden van de medicatie en samen discussiëren ze hierover. Nicolien vindt het goed dat een stagiaire niet alles zomaar aanneemt, daar leert zij zelf immers ook weer van.

Oriëntatie

Deze leertaak gaat over drie verschillende onderwerpen die een duidelijke verbinding met elkaar hebben: hoe zorg je dat je bijblijft in je vak (deskundigheidsbevordering) en in je persoonlijke ontwikkeling als vrouw en verpleegkundige (emancipatie) en hoe combineer je dat in je persoonlijke levenssituatie. De onderwerpen emancipatie en individualisering zijn afkomstig uit de deelkwalificatie 307 'Ontwikkelingen in de maatschappij'.

Als je zoals Nicolien een basis-beroepsopleiding én een specialistische opleiding achter de rug hebt, ben je al een eindje op weg op de carrièreladder van een verpleegkundige. Toch heeft Nicolien niet het gevoel uitgeleerd te zijn. Gelukkig maar, want in het werken met mensen dienen zich elke dag situaties aan waarin je jezelf verder kunt ontwikkelen. Nicolien is gemotiveerd zich te verdiepen in de werkbegeleiding, en om Hilly en na haar andere leerlingen deskundig te kunnen begeleiden.

Fulltime werken (in de Ziekenhuis-CAO betekent dat 36 uur per week) heeft voor- en nadelen.
Nicolien werkt op dit moment fulltime, maar twijfelt of ze naar 32 uur wil gaan. Ze zou wat meer tijd willen overhouden om te sporten, een dagje rustig aan te doen en ze wil haar ouders vaker bezoeken.

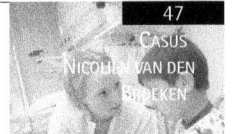

Nicolien heeft een vriend: Jaap. Zij willen volgend jaar graag trouwen en willen dan ook kinderen. Gaat hij dan minder werken, of zij, of allebei? Het zijn overwegingen om bij stil te staan. Wil ze financieel wel een stapje teruggaan?
In deze leertaak sta je stil bij de keuzes die Nicolien gaat maken en uiteraard ook bij je eigen keuzes voor jouw leefsituatie.

Doelstellingen

Na het werken aan deze leertaak kun je:
- in de zorg voor kinderen en jeugdigen je eigen deskundigheid bevorderen door
  - te reflecteren op je beroepsmatig handelen
  - bijscholing te volgen
  - methodische werkbegeleiding te geven
- verschillende vormen en achtergronden van emancipatie en individualisering weergeven
- een mening geven over emancipatie en individualisering.

Planning

Bespreek in je subgroep hoe en wanneer je aan de opdrachten gaat werken. Voor opdracht 2 heb je per subgroep een fototoestel nodig.

Richtlijnen voor de studiebelasting:

Oriëntatie en planning	0,5	sbu
Opdracht 1	2	sbu
Opdracht 2	3	sbu
Opdracht 3	2	sbu
Opdracht 4	2,5	sbu
Opdracht 5	1,5	sbu
Opdracht 6	2	sbu
Opdracht 7	1,5	sbu
Evaluatie	3	sbu
Totaal	18	sbu

Literatuursuggesties
Voor het beantwoorden van de verschillende vragen in de opdrachten kun je gebruikmaken van de literatuurlijst achter in dit boek, met name het boek *Intervisie bij werkproblemen* door J. Hendriksen. De werkvormen in deze leertaak zijn veelal afkomstig uit *Hoe pak ik dat aan?* van M. Cox (dit gaat o.a. over het maken van een muurkrant, de incidentmethode, het organiseren van een tentoonstelling, schrijven van een opstel).

Uitvoering

Opdracht 1 beginsituatie

Beantwoord individueel de onderstaande vragen en neem je uitwerking mee naar de groepsbespreking.

a *Werkbegeleiding*

Je bent al in de praktijk werkzaam geweest en hebt toen begeleiding gehad van een gediplomeerde collega.
- Schrijf voor jezelf op wat je van die werkbegeleiding vond; wat vond je goed en wat miste je?
- Kun je voor jezelf zeggen: "Ik heb er veel van geleerd", met andere woorden: "Ik ben op bepaalde onderwerpen deskundig(er) geworden"? Wat heb je precies geleerd?

b *Deskundigheidsbevordering*

In opdracht a heb je naar je eigen werkbegeleiding gekeken. Werkbegeleiding is een van de vormen van deskundigheidsbevordering.
- Welke associaties heb je bij het woord deskundigheidsbevordering?
- Met welke vormen van deskundigheidsbevordering heb je reeds ervaring opgedaan?
- Wat is volgens jou het verband tussen kwaliteit van zorg en deskundigheidsbevordering?
- Welke mensen zijn voor jou belangrijk (geweest), wat is/was er belangrijk?
- 'Leren is leuk'. Geldt dit ook voor jou? Hoe dan? Onder welke voorwaarden?
- Maak een lijstje met voorwaarden die voor jou het leren leuk maken. Denk aan:
  - de omgeving
  - docenten
  - werkwijze/werkvormen
  - toetsing
  - cultuur
  - middelen/materialen
  - boeken
  - andere voor jou belangrijke zaken.

  Denk hierbij niet alleen aan het leren uit boeken voor een toets maar ook aan het leren schaatsen of fietsen of denk aan het bespelen van een muziekinstrument; het leren zelfstandig te wonen of een relatie goed te houden met je partner of met een zorgvrager.

c *Emancipatie*

Emancipatie; waar gaat dat eigenlijk over en wat moet je ermee? Aan de slag!
- Welke associaties heb je bij het woord emancipatie?
- Met welke vormen van emancipatie ben je reeds in aanraking geweest?
- Geef een voorbeeld waaruit blijkt dat er op het gebied van vrouwenemancipatie wel wat veranderd is ten opzichte van een generatie geleden.
- Wat is volgens jou het belang van emancipatie in het beroep van verpleegkundige?

d *Individualisering*

Er wordt tegenwoordig vaak gesproken over individualisering van de samenleving. Is dit nu positief of negatief?
- Welke associaties heb je bij het woord individualisering?
- Verklaar waar je positieve, dan wel negatieve associaties vandaan komen.

Opdracht 2 levenslang leren

Vorm groepjes van drie personen. Zorg ervoor dat je per groepje een fototoestel tot je beschikking hebt.

a Maak minimaal vijf foto's van verschillende situaties (buiten school) waarin iemand iets leert. Het kan een foto van een mens of een dier, een kind of een bejaarde zijn. Je mag ook mensen vragen om te poseren.
b Laat de foto's ontwikkelen en afdrukken.
c Zoek in je eigen fotoalbum of in die van je (groot)ouders naar foto's over leren. Deze kun je kopiëren. Maak een collage van alle foto's. Zorg voor passende onderschriften of voor een toelichting in de vorm van een tekst of gedicht.
d Vraag een ouder iemand (boven de 60 jaar) naar zijn/haar ervaringen met leren. Vraag door naar leerervaringen in zijn of haar leven: leerervaringen van de lagere school, het vervolgonderwijs, de rijles, studie enzovoort. Gebruik deze ervaringen in de tentoonstelling.
e Organiseer een tentoonstelling met foto's en teksten van deze opdracht. Zorg voor een passende titel.

Opdracht 3 intervisie

Het bespreken van werkproblemen is een van de manieren om je deskundigheid uit te breiden. In intervisie leer je van en met elkaar.
Bespreek in een subgroep een actueel werkprobleem van een van de leden van de subgroep.

METHODISCH BEGELEIDEN

Methodisch begeleiden is: doelgericht, bewust en systematisch procesmatig.

Doelgericht: het doel is een vak leren.
De begeleider richt zich op het leerproces, ondersteunt de leerling bij het zelfstandig leren en werken.

Bewust: de begeleider heeft weet van gevoelens en van motieven van zijn handelen en de mogelijke effecten op de begeleiding; dus handelt niet impulsief, alleen afgaand op intuïtie en eigen ervaringen.

Systematisch en procesmatig: de opeenvolgende stappen sluiten op elkaar aan, waarbij de begeleider rekening houdt met het effect van de ene stap op de andere. Dit betekent rekening houden met de algemene én persoonlijke leerdoelen en met de actuele situatie van de leerling.

Fasen van het begeleidingsproces

1 Introductie- of inwerkfase
   Eerst kennismaken, dan een introductiegesprek met vaste punten door de werkbegeleider.
   Voorbeeld:
   - rondleiding
   - kennismaken met collega's en andere disciplines
   - informatie over
     - de zorgvragers
     - de werkwijze op de afdeling
     - het zorgplan

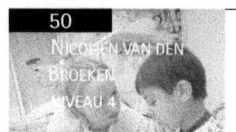

- de overlegvormen
- de begeleiding, leerdoelen en verwachtingen over en weer
- organisatorische zaken als dienstrooster, ziekmelding
- enzovoort.

Werken met leerdoelen
In het introductiegesprek besteed je aandacht aan de algemene leerdoelen (voorgeschreven door de opleiding en dus vertaald in de *Proeve van Bekwaamheid*) en aan de persoonlijke, voor elke leerling verschillende, leerdoelen.

Niet alles wat een leerling leert is op te hangen aan leerdoelen; daarbuiten kunnen zich ook nog onverwachte leermomenten voordoen. Persoonlijke leerdoelen kunnen in de loop van de beroepspraktijkvorming ook wijzigen. Dit kunnen ook aandachtspunten zijn die een leerling meeneemt van andere onderdelen van de opleiding.
Om leerlingen te kunnen helpen bij het opstellen van leerdoelen, of te kunnen beoordelen of hun persoonlijke leerdoelen in orde zijn, moet je weten waaraan leerdoelen moeten voldoen. Zij moeten namelijk:
- opgesteld zijn in termen van waarneembaar gedrag
- concreet zijn
- een tijdsafbakening bevatten
- haalbaar zijn.

Als begeleider heb je de taak de leerling te helpen zoeken bij het vinden van passende leersituaties waarbinnen ze de leerdoelen kunnen halen. Aandachtspunt is uiteraard altijd dat het leren binnen de grenzen van verantwoorde zorg past. In de zorg heb je immers te maken met mensen. De kwaliteit van zorg mag niet in gevaar gebracht worden door het leerproces van de leerling.

Inwerken
Een leerling dient in zijn nieuwe taken ingewerkt te worden. Dit kan door een inwerkschema, waarin de diverse onderdelen en diensten van het werk aan bod komen. Als de leerling enigszins vertrouwd is met zijn taken, start de werk- en leerfase.

2 Werk- en leerfase
De leerling wordt begeleid in de dagelijkse praktijk: er worden voortgangs- en 'terugkijk'-/evaluatiegesprekken gevoerd, waarbij de leerling feedback op zijn werk krijgt.
De begeleider werkt samen met de leerling. Afhankelijk van de fase van de opleiding en de moeilijkheidsgraad van de praktijkopdracht werkt de leerling min of meer zelfstandig.

Taken in de werk- en leerfase voor de werkbegeleider zijn:
- informatie overdragen
- methodisch instructie geven/aanleren van vaardigheden
- voorbereiden op de *Proeve van Bekwaamheid*
- feedback geven op werkwijze en beroepshouding
- steun geven in emotionele situaties
- begeleidingsgesprekken voeren.

3 Evaluatie- of beoordelingsfase
In deze fase sluit de leerling de deelkwalificatie af met de *Proeve van Bekwaamheid*. Met behulp van de beoordelingscriteria en de bijpassende aspecten van de beroepshouding bespreek je specifieke aandachtspunten en persoonlijke leerdoelen met de leerling en geef je hiervoor een beoordeling.

Opdracht 4 werkbegeleiding

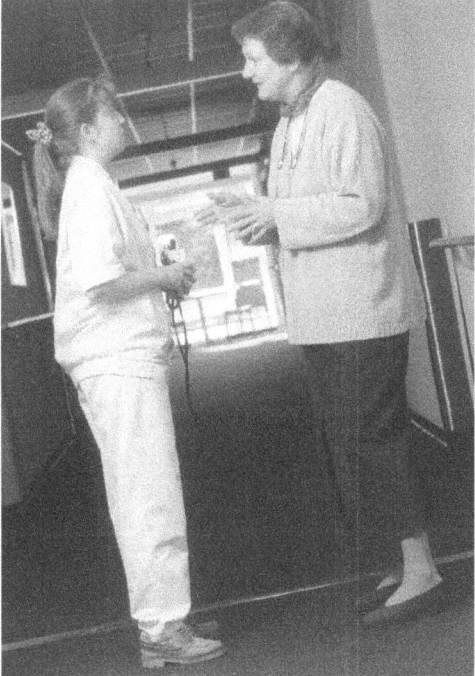

Werkbegeleiding en opleiding zijn onlosmakelijk met elkaar verbonden.

'Werkbegeleiding en een opleiding tot verpleegkundige zijn onlosmakelijk met elkaar verbonden'.
a Lees bovenstaande tekst en vergelijk deze met je eigen ervaring tot nu toe. Bespreek dit in je subgroep.
b Kies in een subgroep een aantal problemen die te maken hebben met werkbegeleiding, bereid deze problemen voor in een rollenspel.
c Speel deze rollenspellen, waarbij een ieder eenmaal de rol van werkbegeleider speelt.
Bespreek de rollenspellen na.

Opdracht 5 keus genoeg

a Zoek een bijscholing die drie maanden duurt waar je zelf naartoe zou willen. Motiveer je keuze. Zoek op internet (o.a. via www.LOZnet, www.GOBnet, www.zorgportaal), in vaktijdschriften of in folders van opleidingsinstituten.
b Welke bijscholingen zijn er specifiek op kinderen en jeugdigen gericht?
c Vraag een verpleegkundige van je werk- of stageplek hoe de voorwaarden zijn geregeld als je een bijscholing wilt volgen.
- Bij wie moet je dit aanvragen?
- Hoeveel kun je vergoed krijgen? Waar hangt dat van af?
- Hoe vaak mag je naar een bijscholing?
- Wie bepaalt of iemand naar een bijscholing gaat?
Schrijf je gevonden informatie op maximaal één A4'tje.

Opdracht 6 emancipatie

Kies een onderwerp uit dat met emancipatie te maken heeft, zoek daar passende literatuur bij.
Het begrip emancipatie mag je breed zien: emancipatie van een professie; vrouwenemancipatie; emancipatie van een bevolkingsgroep; een belangrijk persoon voor de emancipatie; een stroming of periode in de emancipatie.
Gebruik de gevonden informatie als basis voor een opstel van ongeveer 600 woorden, waarin je ook je eigen visie verwoordt. Vermeld je bronnen.

Opdracht 7 individualisering

Om te weten wat het woord individualisering precies inhoudt, zoek je de betekenis in ten minste twee woordenboeken op.
a Wat vind jij van de volgende uitspraken:
- Ikke, ikke en de rest kan stikken.

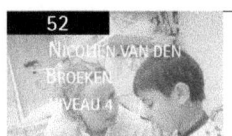

- Het recht van de sterkste zegeviert.
- Voor jezelf opkomen.
- Gelijke kansen voor iedereen.

Bespreek de stellingen in de subgroep.

b Bespreek ook wat individualisering voor gevolgen heeft voor de samenhang in de samenleving. Denk bijvoorbeeld aan het teruglopend aantal mensen dat lid is van een kerk, het toenemen van de zorgbehoefte doordat er minder mantelzorg geboden wordt.
Verwoord in een pakkende zin de mening van je subgroep en leg deze voor aan de groep.

Evaluatie

Maak een collage of muurkrant over werkbegeleiding. Verdeel de groep in tweeën.
De helft van de groep (A) richt zich op de leerlingen en de andere helft (B) op de begeleiders.
De collage of muurkrant gemaakt door groep A krijgt als titel: 'De ideale leerling'.
De collage of muurkrant gemaakt door groep B krijgt als titel: 'De ideale begeleider'.
Beide subgroepen presenteren het werk aan elkaar. Deze presentatie is de basis voor een discussie die je voert over de meningen die verwoord staan in de collage of muurkrant.

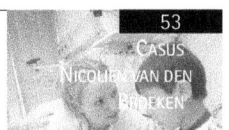

Leertaak 8

Word ik nog wel beter?

Bij Marieke hangt een zak met cytostatica aan het infuus, ze is bezig met een kuur van vijf dagen. Ze moet in verband met de cytostatica veel vocht toegediend krijgen, dus ze plast ook veel. Haar vochtbalans moet bijgehouden worden. Ze krijgt medicijnen tegen de misselijkheid die redelijk helpen; ze spuugt niet, maar wil bijna niets eten.

Marieke kijkt veel video's, dat leidt haar af. De oma van Marieke is de hele middag aanwezig. "Hoi Marieke, dag mevrouw", zegt Nicolien en ze gaat even op de rand van het bed zitten. Ze kijkt een stukje video mee met Marieke en maakt een grapje over de hoofdpersoon van de film. Marieke zegt niets, maar schenkt haar wel een glimlach. Nicolien geeft Marieke een zacht kneepje in haar hand. Meestal heeft Marieke tijdens een kuur niet veel praatjes, het lijkt of ze in haar eigen wereld zit. Behalve als haar kleine broertje van 7 jaar op bezoek komt, dan leeft Marieke helemaal op en hebben ze samen dikke pret.

Oriëntatie

Marieke is een meisje van 11 jaar met leukemie. Ze moet zeer regelmatig naar het ziekenhuis voor chemotherapie of voor controle op de polikliniek. Het is voor ouders enorm ingrijpend om een kind te hebben dat zo ernstig ziek is, en het heeft consequenties voor het hele gezin. Omdat deze patiëntencategorie een lange periode regelmatig voor behandeling op de kinderafdeling komt, leer je als verpleegkundige het kind, zijn ouders en eventuele broertjes of zusjes goed kennen. Je krijgt te maken met veel verdrietige situaties, bijvoorbeeld als de diagnose net gesteld is of als de arts verteld heeft dat het kind niet meer beter kan worden en met blije situaties als blijkt dat de behandeling goed aanslaat. Het is belangrijk dat je als verpleegkundige het kind en zijn familie kunt steunen en dat je kunt omgaan met je eigen emoties en gevoelens.

Hilly krijgt in de casus voor het eerst te maken met de verpleging van een ernstig ziek kind. Het is de taak van Nicolien om haar daarin te begeleiden.

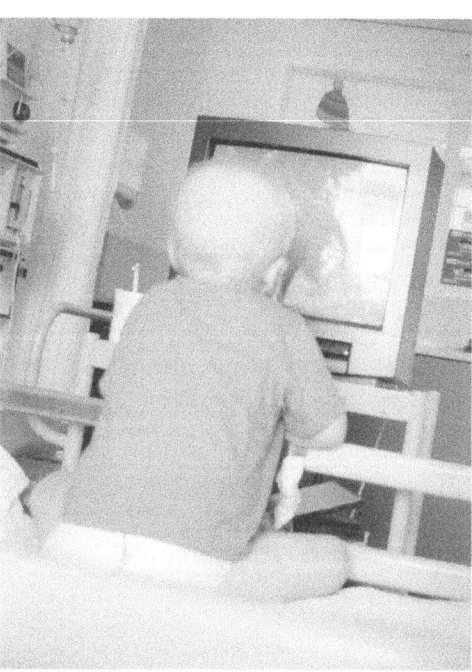

Kinderen die met cytostatica worden behandeld hebben vaak last van bijwerkingen.

Doelstellingen

Na het werken aan deze leertaak kun je:
- de betekenis voor kinderen aangeven van een levensbedreigende ziekte in diverse ontwikkelingsfasen
- aangeven wat belangrijke elementen zijn in de begeleiding van de ouders van een ernstig ziek kind
- een professionele houding aannemen in het proces van begeleiden en verplegen van kinderen met een ernstige ziekte en het begeleiden van hun ouders
- de beleving van de dood bij kinderen relateren aan de diverse ontwikkelingsstadia
- omgaan met de specifieke problematiek van ernstig zieke patiëntjes
- het belang van multidisciplinaire zorg en je rol als verpleegkundige binnen dit proces weergeven
- aangeven wat belangrijke aspecten van leerling begeleiden zijn
- voorwaarden van een positief leerklimaat benoemen, en zelf een bijdrage leveren aan een positief leerklimaat.

Planning

Lees de opdrachten uit deze leertaak goed door en bespreek eventuele onduidelijkheden met de docent. Dit is een grote leertaak, een goede planning is belangrijk. Maak afspraken over het inleveren van de opdrachten. In deze leertaak word je ook gevraagd om informatie te verzamelen door middel van werkbezoeken/interviews. Maak hiervoor tijdig afspraken.

Richtlijnen voor de studiebelasting:

Oriëntatie en planning	0,5	sbu
Opdracht 1	4	sbu
Opdracht 2	3	sbu
Opdracht 3	6	sbu
Opdracht 4	5	sbu
Opdracht 5	2	sbu
Opdracht 6	1,5	sbu
Opdracht 7	2	sbu
Opdracht 8	3	sbu
Evaluatie	1,5	sbu
Totaal	28,5	sbu

Uitvoering

Opdracht 1 leukemie, is dat kanker?

Wat weet je eigenlijk over kanker? Ken je iemand in je omgeving die kanker heeft (gehad)?
a Bespreek in een groepje jullie kennis en ervaringen van deze ziekte, noteer de belangrijkste punten die jullie besproken hebben op een flap-over. Bespreek deze punten in de groep na.

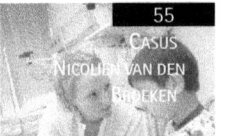

b Naast leukemie zijn er veel andere soorten van kanker bij kinderen. Bijvoorbeeld hersentumoren, Wilms-tumoren en neuroblastomen. Zoek op school of in de bibliotheek naar geschikte literatuur over deze vier soorten kanker bij kinderen en bestudeer deze informatie. Maak hiervan per ziektebeeld een korte samenvatting. Je kunt deze opdracht ook uitwerken in een groepje, werk dan allemaal één ziektebeeld uit en geef elkaar de uitwerkingen, zodat je een volledig geheel hebt.

c Als kinderen worden behandeld met cytostatica (chemotherapie) hebben ze vaak last van bijwerkingen. Wat zijn de belangrijkste bijwerkingen? Als je als verpleegkundige een kind opneemt dat een cytostaticakuur krijgt, moet je rekening houden met de kans op deze bijwerkingen.

d Werk twee potentiële diagnoses uit (formuleren volgens de PES-structuur, het gewenste resultaat benoemen en interventies beschrijven). Streef ernaar om klassikaal tot een aantal eenduidige verpleegkundige diagnoses te komen.

e Maak opdracht d eerst alleen, vergelijk daarna de antwoorden in een subgroep. Bespreek de opdracht na met de docent of lever de opdracht in bij de docent.

Opdracht 2 je hebt 'K'

Vroeger durfden mensen het woord kanker niet uit te spreken. Die tijd is gelukkig voorbij. Aan kinderen wordt duidelijk in begrijpelijke taal verteld dat ze ernstig ziek zijn, en dat die ziekte kanker heet. Over het algemeen geeft de arts deze informatie aan het kind, maar als verpleegkundige krijg je ook te maken met vragen van kinderen.

a Op welke manier zou jij aan Marieke vertellen wat leukemie is, en hoe zou je dit vertellen als Marieke een peuter, kleuter of een puber zou zijn? Werk deze opdracht uit in een groepje. Ieder lid van het groepje werkt een leeftijdscategorie uit (maximaal anderhalf A4'tje).

b Bespreek jullie uitwerkingen met elkaar en stel vast wat de essentiële verschillen zijn.

c De VOKK (Vereniging Ouders, Kinderen en Kanker) is een actieve vereniging, zij doet veel voor (groot)ouders en broertjes en zusjes van kinderen met kanker.
   - Zoek op internet wat de vereniging allemaal doet.
   - Wat zou je aan ouders van ernstig zieke kinderen vertellen over de activiteiten van deze vereniging, op welk moment van de behandeling zou je dat doen?

d Het hele prikbord bij het bed van Marieke hangt vol met kaartjes. Stel dat Marieke je buurmeisje is en je wilt haar een kaart sturen, wat schrijf je op de kaart? En als je de ouders een kaart wilt sturen, wat schrijf je hen?

Opdracht 3 verdriet, angst en onzekerheid

Marieke en haar ouders hebben drie maanden geleden gehoord dat Marieke een ernstige ziekte heeft: leukemie. Zowel Marieke als haar ouders hebben dit nieuws moeten verwerken. In een verwerkingsproces zijn verschillende fasen te onderscheiden.

a Zoek in de literatuur naar informatie over verwerking en rouw, zowel bij kinderen als volwassenen. Bespreek dit in een subgroep.

b Welke symptomen van verwerking vertoont Marieke in de casus?

c Formuleer aan de hand van bovengenoemde verschijnselen vier zorgvragen.

d Ga op zoek naar informatie (bijvoorbeeld in tijdschriften of op internet) waarin een ouder vertelt wat er allemaal gebeurt met een gezin waarvan een kind kanker heeft en lees deze informatie.

e In een rollenspel gaan jullie het begeleiden van ouders van een ernstig ziek kind oefenen. Jullie kiezen klassikaal twee zorgvragen (problemen) zoals jullie die in vraag 1c geformuleerd hebben uit voor het rollenspel. Per casus speelt iemand verpleegkundige en iemand speelt Marieke of een ouder van Marieke.

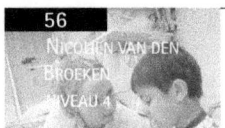

f Schrijf aan de hand van het rollenspel een verpleegkundige rapportage over het gesprek dat je met de ouders en/of met Marieke hebt gevoerd, en geef aan of er punten zijn die je in het verpleegplan zou verwerken.
g Ouders van (ernstig) zieke kinderen hebben soms de neiging om hun kinderen te verwennen, en hebben moeite om consequent te blijven voor wat betreft regels. Dit kan gaan om bedtijd, snoepen, luisteren en dergelijke.
h Kun je je herinneren dat je zelf eens ziek bent geweest, en weet je nog of je ouders minder streng waren of dat ze je meer verwenden?
i Vind je dat je als verpleegkundige een rol hebt om ouders hierin te adviseren of te sturen? Wat zou jij ouders adviseren over opvoeding, regels, verwennen? Bedenk hierover drie stellingen, en discussieer met je klasgenoten over deze stellingen.
j Ouders staan soms voor de onmogelijke keuze om door te gaan of te stoppen met behandeling. Elke ouder maakt andere afwegingen, variërend voor kiezen voor kwaliteit van leven tot het aangrijpen van de laatste strohalm. Werk deze opdracht uit in een subgroep.
k Stel je voor dat ouders jou om advies vragen, hoe zou je daarop kunnen reageren? Beargumenteer je mening. Heeft je reactie te maken met je eigen visie over behandelen (tot hoever jij zou gaan)?
l Hoe ga jij ermee om als ouders een beslissing nemen waar jij je niet in kunt vinden?
m In het ziekenhuis is een commissie die zich speciaal bezighoudt met dit soort vraagstukken. Hoe heet een dergelijke commissie en wat is precies de taak van deze commissie? Informeer hiernaar in een ziekenhuis. Misschien is er schriftelijke informatie. Zo niet, regel een interview met een lid van deze commissie. Om je voor te bereiden maak je gebruik van het boek *Hoe pak ik dat aan?* van M. Cox. Maak hiervan een verslag en lever dit in bij je docent.

Opdracht 4 kinderen en de dood

Hoe kinderen omgaan met de dood, heeft voor een groot deel te maken met hun leeftijd. Het begrip 'dood' heeft voor een peuter een andere betekenis dan voor bijvoorbeeld een schoolkind. Niet alleen leeftijd, ook de religieuze achtergrond speelt een rol.

a Hoe denk jij zelf over de dood? Is het iets waar je bang voor bent, denk je er weleens aan? Bespreek deze vragen in tweetallen.
b Bestudeer literatuur over kinderen en de dood, hoe kinderen tegen de dood aankijken, en hoe een arts of de ouders het best aan kinderen kunnen vertellen dat ze dood gaan. Je gaat deze opdracht uitwerken in subgroepen. Elke subgroep verdiept zich in een specifieke leeftijdscategorie. Je gaat je bevindingen presenteren in de groep, elke presentatie duurt maximaal 15 minuten. Maak voor informatie over presenteren gebruik van het boek *Hoe pak ik dat aan?* van M. Cox.
c Hoe vind jij dat Nicolien moet reageren als Marieke vraagt: "Ga ik dood?" Bespreek dit in een subgroep.
d Sommige ouders geven aan dat zij niet willen dat hun kind weet dat het gaat overlijden, wat vind jij daarvan? En hoe moeten Nicolien en haar collega's hierop reageren, vind je dat ze de keuze van de ouders moeten respecteren? Discussieer in een subgroep en beargumenteer waarom je voor of tegen bent. Probeer je mening vanuit de literatuur te onderbouwen. Vraag ondersteuning van de docent.
e Sommige ouders grijpen alle mogelijkheden aan als ze te horen gekregen hebben dat hun kind gaat overlijden: second opinion, diëten en soms alternatieve geneeswijzen. Bespreek de volgende vragen in een subgroep:
   – Wat vind je hiervan?
   – Welke alternatieve geneeswijzen zijn er?
   – Waar ligt voor jou de grens?
   – Wat vind je ervan als bijvoorbeeld een magnetiseur of een paranormaal begaafd per-

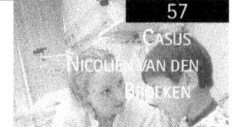

soon bij het kind in het ziekenhuis komt? Discussieer in een subgroep en beargumenteer waarom je voor of tegen bent.

Moeten reguliere geneeskunde en alternatieve geneeswijzen samen kunnen?

f Als een kind gaat overlijden of overleden is, is het belangrijk dat ouders op hun eigen wijze afscheid kunnen nemen van hun kind en dat een begrafenis of crematie verloopt zoals zij dat willen. Welke mogelijkheden zijn er tegenwoordig?
Werk deze opdracht uit in een subgroep. Ieder vergaart op een andere manier informatie, bijvoorbeeld via internet of een begrafenisondernemer. Vergelijk de resultaten en bespreek jullie conclusies met elkaar.

g Discussieer in de groep over de volgende stelling:
Ik vind het niet professioneel als een verpleegkundige naar een begrafenis gaat van een kind dat op de kinderafdeling is overleden.

Opdracht 5   Ik ben bang

Bijna iedereen is wel ergens bang voor. Bespreek de volgende vragen met elkaar in een subgroep:

a Waarvoor zijn jullie bang en waarin uit zich dat?

b Waar is Marieke vooral bang voor denk je? Zijn er manieren om angst weg te nemen?

Werk de volgende opdracht schriftelijk uit.

c Welke kenmerken kan een angstig kind hebben?

d Zoek op onder welk gezondheidspatroon angst valt, formuleer een diagnose en een gewenst resultaat met betrekking tot angst.

e Beschrijf minstens drie verpleegkundige interventies.

f Op welke manier kun je de zorgresultaten evalueren?

Nu Marieke voor de derde cytostaticakuur in het ziekenhuis ligt, is ze aan de meeste handelingen wel gewend. Er is echter één onderzoek waar Marieke elke keer vreselijk angstig voor is: de lumbaalpunctie.

g Waarom moet Marieke regelmatig een lumbaalpunctie ondergaan?

h Hoe ga je als verpleegkundige om met de angst voor de lumbaalpunctie? Werk dit uit in een verpleegplan.

Opdracht 6   Kaj is een brusje

Op de kinderafdeling heb je als verpleegkundige meer dan op welke andere afdeling ook, te maken met de broertjes en zusjes van zieke kinderen. De VOKK besteedt veel aandacht aan deze doelgroep, en spreekt van 'brusjes'. Opname in het ziekenhuis is niet alleen voor de zieke kinderen ingrijpend, maar ook voor de broertjes en zusjes.
Beantwoord de volgende vragen in een subgroep. Maak hiervoor gebruik van literatuur, maar probeer ook jullie eigen mening te verwoorden.

a Vind je dat je als verpleegkundige een rol hebt in de begeleiding van brusjes? Zo ja, op welke manier zou dat kunnen?

b Kaj is het jongere broertje van Marieke, hij is 7 jaar. De ouders van Marieke merken dat de ziekte van Marieke ook zijn weerslag heeft op Kaj. Bespreek in een subgroep welk gedrag Kaj kan vertonen, en wat de ouders, het ziekenhuis en jij als verpleegkundige hieraan kunnen doen.

c Welke adviezen zou jij voor Kaj aan de ouders geven voor het verwerken van verdriet en emoties in de thuissituatie?

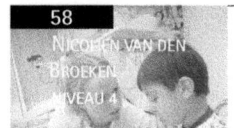

Opdracht 7   met zijn allen

Voor de begeleiding van zieke kinderen met een bepaalde aandoening worden in academische ziekenhuizen vaak multidisciplinaire teams samengesteld. Zo bestaan er oncologie-teams, schisis-teams voor kinderen met lip-, kaak- en gehemeltespleten en Down-teams voor kinderen met het syndroom van Down.
Samenwerking tussen verschillende disciplines is ook in een algemeen ziekenhuis erg belangrijk.

a Heb je tijdens voorgaande stages ervaring opgedaan in het werken met andere disciplines, hoe heb je dat ervaren? Heb je voor- of nadelen kunnen bemerken in het werken met andere disciplines en wat was de rol van de verpleegkundige in deze samenwerking? Omdat ieder van jullie waarschijnlijk op verschillende plaatsen en binnen verschillende werkvelden stage heeft gelopen, zullen jullie wisselende ervaringen hebben. Bespreek jullie ervaringen in een subgroep.

b Stel dat jij deelneemt aan het multidisciplinair overleg op de kinderafdeling. Jij brengt de situatie van Marieke ter sprake. Welke onderwerpen breng je in en waarom? Bespreek dit in een subgroep.

c Er zijn verschillende methoden om het werk op de afdeling te organiseren. Op de kinderafdeling van Nicolien wordt gewerkt volgens patiëntentoewijzing. Zoek in de literatuur naar informatie over verschillende organisatievormen en beantwoord aan de hand daarvan schriftelijk de volgende vraag:
   – Hoe kan naar jouw mening de verpleegkundige zorg het best georganiseerd en gecoördineerd worden? Beargumenteer je mening.

d De meeste ziekenhuizen hebben schriftelijke informatie voor ouders over organisatie en regels op de kinderafdeling. Schrijf op maximaal een half A4'tje informatie voor ouders over patiëntentoewijzing en laat dit beoordelen door een groepsgenoot.

Opdracht 8   "dat doen we altijd zo"

Hilly wordt begeleid door Nicolien. Hilly volgt de BBL-route niveau 4, derde praktijkleerjaar. Je weet als verpleegkundige in opleiding, als geen ander hoe belangrijk het is om goed begeleid te worden tijdens je stage.

a Vind je zelf dat je goed begeleid bent tijdens stages en wat zijn voor jou de belangrijkste aspecten van begeleiding?

b Er zijn tijdens je stages op het gebied van begeleiding vast zaken voorgekomen die je als niet prettig hebt ervaren.
   – Beschrijf die situaties en bespreek deze met een groepsgenoot; hoe ben je met die situaties omgegaan en wat vond jij de taak van je werkbegeleider op dat moment?

c Iedereen in de groep beschrijft één situatie uitgebreid, waarbij de rol van de werkbegeleider en stageaire duidelijk wordt. Deze situaties worden gebruikt voor een rollenspel. Informatie over het uitvoeren van het rollenspel vind je in *Hoe pak ik dat aan?* van M. Cox.

d Nicolien wil graag de bijscholing 'Werkbegeleiding' volgen. Bel een opleidingscentrum en vraag hierover informatie. Welke onderwerpen komen tijdens zo'n bijscholing aan bod?

Evaluatie

In deze leertaak heb je je verdiept in verschillende aspecten van het ernstig zieke kind. Twee zaken zijn kenmerkend voor deze leertaak, namelijk:
1 het is een leertaak met een groot aantal sbu's en
2 het is een onderwerp dat wellicht indruk op je heeft gemaakt.
Werk de volgende vragen schriftelijk uit, per onderwerp één A4'tje.

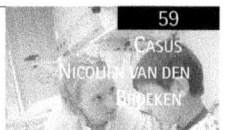

Bij punt 1:
1 Hoe heb je aan deze leertaak gewerkt en heb je problemen ervaren in verband met de grootte van de leertaak?
2 Hoe heb je gepland; heb je daadwerkelijk de taak volgens planning uitgevoerd?

Bij punt 2:
1 Van welke opdracht heb je het meest geleerd en waarom?
2 Kun je aangeven of het je aanspreekt om ernstig zieke kinderen te verplegen? Motiveer je antwoord.

Leertaak 9
Kwetsbaar en klein

Zacht gehuil klinkt uit de box naast die van Yasmine. Ach, Mathijs huilt. Snel gaat Nicolien de box binnen, ze trekt een overschort aan terwijl ze door het raampje naar Mathijs kijkt. Mathijs ligt zacht te huilen in zijn bedje. Hij is duidelijk nog niet lekker. De nachtdienst heeft doorgegeven dat hij vannacht wat extra zuurstof heeft gekregen. Toen hij gisteren door Nicolien werd opgenomen had hij dat nog niet nodig, nu dus wel. Nicolien pakt een gaasje van het nachtkastje en ze maakt zijn neusje en het neusbrilletje waardoor hij zuurstof krijgt schoon. Met een ander gaasje veegt ze wat slijm weg van het mondje van Mathijs. De uitslag van de kweek die ze gisteren had afgenomen is binnengekomen na het beëindigen van haar dienst. De kweek bleek wel degelijk positief te zijn. Mathijs heeft het RS-virus. Negen weken oud is hij en zo benauwd. Voorzichtig pakt Nicolien Mathijs op en houdt hem even rechtop tegen haar aan. Met haar ene hand ondersteunt ze zijn billetjes en met haar andere hand zijn hoofdje.

Ze voelt het kleine lijfje enigszins ontspannen. Zachtjes zingt ze een liedje en ze merkt dat Mathijs hierop reageert. Zijn ademhaling wordt rustiger en ook zijn zuurstofbehoefte neemt iets af. "Klein ventje toch", zegt Nicolien en ineens is ze zich erg bewust van het feit dat ze een goede keuze heeft gemaakt om op de kinderafdeling te gaan werken. Nadat ze hem heeft verschoond en getemperatuurd probeert ze hem een beetje drinken te geven uit een flesje. Dit kost Mathijs erg veel moeite en hij krijgt een flinke hoestbui. Nicolien besluit het restant van de fles via de sonde te geven; gelukkig heeft hij die gisteren al gekregen. Mathijs is

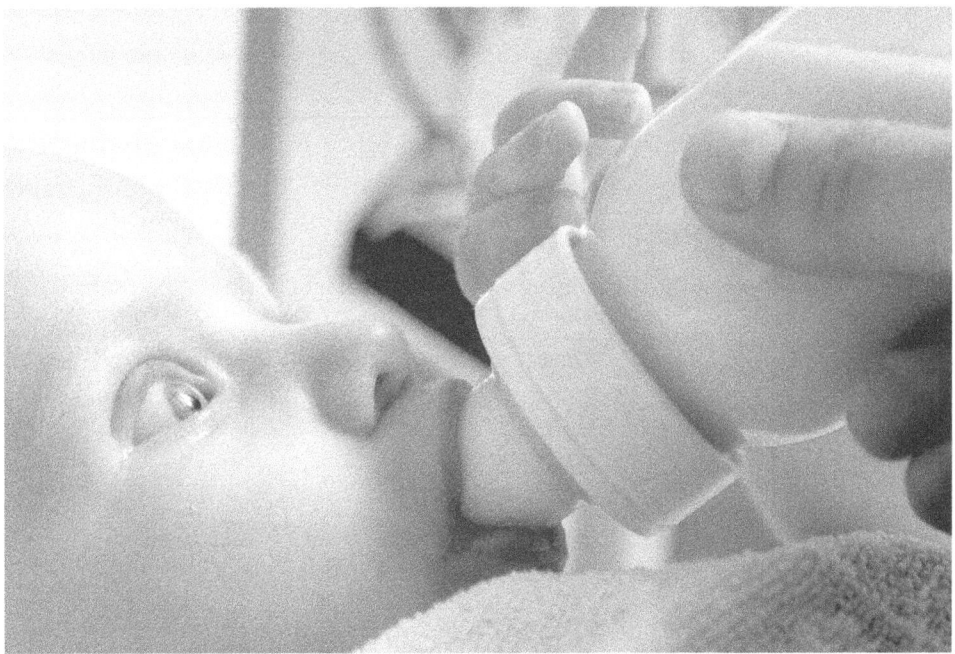

Drinken uit een flesje kost Matthijs heel veel moeite.

erg moe en nadat ze eventjes met hem heeft geknuffeld legt ze hem voorzichtig weer terug in het bedje. Ze observeert zijn ademhaling en schrijft op de lijst de hoeveelheid zuurstof die hij nu krijgt om een goede saturatie te behouden. Dan verlaat ze, nadat ze de intercom weer heeft aangezet, zijn kamertje.

Oriëntatie

Nicolien ervaart de zorg voor de baby Mathijs als bijzonder zingevend: dat is waar ze het voor doet. Een zieke, zeer kwetsbare baby en zijn ouders hebben alle zorg en steun nodig die je maar kunt bedenken.
Om de zorg en verpleging voor een kind als Mathijs te kunnen geven heb je een behoorlijke deskundigheid nodig. In deze leertaak bouw je daaraan.
Je verdiept je in de achtergronden van luchtwegproblemen, waaronder een gevaarlijk virus als het RS-virus. Een aantal specifieke verpleegtechnische vaardigheden komt aan de orde: venapunctie en zuurstof toedienen. Daarnaast besteed je aandacht aan de zorg voor een veilige omgeving en voor een therapeutisch klimaat, dit is belangrijk voor ouders en kind.

Doelstellingen

Na het werken aan deze leertaak kun je:
- in het algemeen de kenmerken van een baby weergeven
- een baby tijdens opname observeren en verzorgen
- een verpleegplan maken voor een baby met een luchtweginfectie
- een baby met een luchtweginfectie verplegen
- aan een baby zuurstof toedienen
- een venapunctie toepassen bij een baby
- maatregelen treffen om rode billetjes en een rood huidje te voorkomen
- een baby tijdens een opname optimale veiligheid bieden en geborgenheid laten ervaren
- voor een baby het juiste speelgoed kiezen
- maatregelen treffen om angst te reduceren.

Planning

Bespreek in je subgroep hoe en wanneer je aan de opdrachten gaat werken. Maak de opdrachten in de aangegeven volgorde.

Richtlijnen voor de studiebelasting:

Oriëntatie en planning	0,5	sbu
Opdracht 1	3	sbu
Opdracht 2	3	sbu
Opdracht 3	3	sbu
Opdracht 4	2	sbu
Opdracht 5	2	sbu
Evaluatie	3	sbu
Totaal	16,5	sbu

Literatuursuggesties
Zoek naar boeken over de ontwikkeling van en de dagelijkse zorg voor een baby. Er zijn veel boeken voor ouders geschreven die goed te gebruiken zijn voor deze leertaak.
Zie ook: NANDA *verpleegkundige diagnoses. Definities en classificatie 2003-2004* en NDEC, *Handboek verpleegkundige diagnostiek, interventies en resultaten.*

Uitvoering

Opdracht 1   een baby

Voordat je je verdiept in de zorg voor de negen weken oude, zieke Mathijs, verdiep je je in de kenmerken van de baby in het algemeen en van de baby die jij was (voor zover je dat kunt navragen).

a Bereid een vraaggesprek voor met je ouders (vader, moeder of verzorger), waarin je navraag doet naar jouw babytijd. Neem zo mogelijk een foto van jezelf in dezelfde leeftijd als Mathijs (negen weken) mee naar school.

b Bekijk de videoband *Baby's* van Desmond Morris of een andere videoband over de ontwikkeling van baby's.

c Maak subgroepen en verdeel de onderstaande onderwerpen over deze subgroepen.
   - lichamelijke ontwikkeling
   - motorische ontwikkeling
   - denkontwikkeling
   - persoonlijkheidsvorming
   - sociale relaties
   - spelontwikkeling.

   Bereid in woord en beeld een presentatie over dit onderwerp voor.

d Presenteer aan elkaar het onderdeel van de ontwikkeling. Geef daarbij steeds aan waarmee in de omgang met Mathijs rekening moet worden gehouden.

Bij Mathijs is de diagnose RS gesteld na het afnemen van een kweek en een bloedtest.

e Wat is RS eigenlijk en wat maakt RS zoveel gevaarlijker dan een gewone verkoudheid?

f Welke andere luchtweginfecties kunnen nog meer voorkomen?

g Samenvatting: maak individueel een samenvatting van de theorie over luchtwegaandoeningen waaronder RS bij kinderen.

h Check in duo's: vergelijk je eigen samenvatting met die van een ander. Probeer het eens te worden over eventuele verschillen.

i Plenaire check: de docent gaat na over welke zaken geen overeenstemming bereikt is en bespreekt deze plenair.

Opdracht 2   verpleegkundige zorg

Al kan de verpleegkundige bij de opname van Mathijs terugvallen op de standaard 'Pasgeborene met luchtwegproblemen' die op de afdeling aanwezig is, zij zal natuurlijk ook parate kennis van zaken moeten hebben om de juiste keuzes van interventies te kunnen bepalen. In deze opdracht werk je aan deze parate kennis: je verdiept je in de verpleegkundige diagnose en interventies die van belang zijn bij baby's met luchtwegaandoeningen.

a Verdeel de groep opnieuw in subgroepen en werk de volgende verpleegkundige diagnoses uit:
   - ineffectieve ademhaling
   - aspiratiegevaar

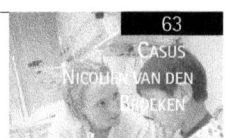

- infectiegevaar
- ineffectief voedingspatroon van de zuigeling
- voedingstekort
- falende warmteregulatie

Doe dit in de volgende onderdelen:
1 definitie (geef een definitie)
2 anamnese (wat is uit de voorgeschiedenis van belang?)
3 bepalende kenmerken (wat zijn de duidelijkste verschijnselen en observatiepunten?)
4 verwachte zorgresultaten (wat wil je met de zorg bereiken?)
5 interventies (welke acties ga je uitvoeren?)
6 evaluatie (hoe kun je weten dat je actie gewerkt heeft?)
7 rapportage (wat is belangrijk om te rapporteren?)

Presenteer op je eigen manier de bevindingen aan elkaar.

Opdracht 3   de dagelijkse zorg en verpleging

De dagelijkse zorg voor een baby bestaat uit verschillende onderdelen:
- wassen/geven van een badbeurt
- verschonen van de luier en voorkomen van rode billetjes en een kapot huidje
- opmaken van ledikant/wieg.

Voor een zieke baby komt daar extra bij (verpleging):
- verzamelen van monsters (urine, feces)
- observeren van vitale functies
- venapunctie toepassen.

a Afhankelijk van je kennis en ervaring tot nu toe, zoek je handelingsschema's over deze vaardigheden en noteer je je eigen aandachtspunten alvorens deze te oefenen.
b Welke speciale aandachtspunten heb je in de zorg voor Mathijs?
c Woon een demonstratie waarin deze vaardigheden getoond worden bij en oefen daarna tot je de vaardigheden voldoende beheerst.

Opdracht 4   in goede handen

Kleine Mathijs, je ziet het voor je: benauwd, met allerlei apparatuur om zich heen in een ijzeren bedje met plexiglas. Misschien raak je als verpleegkundige eraan gewend, maar het kan voor ouders en andere naasten erg bedreigend overkomen.
Hoe kun je ervoor zorgen dat Mathijs zich, gezien de omstandigheden, zo veilig en geborgen mogelijk voelt? Welke maatregelen kun je nemen om daarover met ouders en anderen te communiceren?
Kies in de subgroep een van de volgende opdrachten.

a Maak een kleurenfolder van minimaal twee A4'tjes voor de kinderafdeling waarin je met tekst, foto's en tekeningen laat zien dat de kinderafdeling een veilig tijdelijk onderkomen is voor een baby. De folder is geschikt voor ouders en andere naasten.
b Werk een programma uit voor een informatiemiddag voor ouders van baby's die opgenomen zijn. Doel van de middag: uitleg geven over de veiligheid en geborgenheid van de kinderafdeling.

Opdracht 5   zuurstof, levensadem

Nicolien observeert de ademhaling van Mathijs en schrijft op de lijst de hoeveelheid zuurstof die hij nu krijgt om een goede saturatie te behouden. Dan verlaat ze zijn kamertje nadat ze de intercom weer heeft aangezet.

a Samenvatting: maak individueel een samenvatting van de theorie van het toedienen van

zuurstof. Besteed ook aandacht aan de verschillende manieren van zuurstoftoediening en aan de veiligheid en de complicaties.
b Check in duo's: vergelijk je eigen samenvatting met die van een ander. Probeer het eens te worden over eventuele verschillen.
c Plenaire check: de docent gaat na over welke zaken geen overeenstemming bereikt is en bespreekt deze plenair.
d Afhankelijk van je kennis en ervaring tot nu toe, zoek je handelingsschema's over de vaardigheden en noteer je je eigen aandachtspunten alvorens deze te oefenen.
e Welke aandachtspunten heb je speciaal in de zorg voor Mathijs?
f Woon een demonstratie waarin deze vaardigheden getoond worden bij en oefen daarna tot je de vaardigheden voldoende beheerst.

Evaluatie

De evaluatie van deze leertaak bestaat uit een productevaluatie (een verpleegplan) en een procesevaluatie (spiegel-reflectie).

1 Verpleegplan van Mathijs
Verzamel gegevens uit de casus van Mathijs om de verpleegkundige methodiek te kunnen toepassen. Gebruik hiervoor ook je kennis uit voorgaande opdrachten.
Inventariseer in deze opdracht de volgende punten:
a Gebruik je kennis bij de invulling van de verpleegkundige methodiek. Beschrijf de elf gezondheidspatronen van Gordon. Maak een inventarisatie of de gezondheidspatronen normaal of verstoord zijn bij Mathijs.
b Probeer van hieruit verpleegkundige diagnoses te inventariseren en vast te stellen. Doe dat met behulp van Carpenito, *Zakboek verpleegkundige diagnosen* of NANDA, *Verpleegkundige Diagnoses*. Geef aan wat de ouders van Mathijs voor de verzorging en de begeleiding kunnen betekenen.
c Benoem passende zorgresultaten bij de verpleegkundige diagnose die bij Mathijs van toepassing zijn. Stel deze vast aan de hand van de NOC (zie literatuur).
d Benoem passende interventies bij de verpleegkundige diagnose die bij Mathijs van toepassing zijn. Stel deze vast aan de hand van de NIC (zie literatuur).
Bespreek de inventarisatie in de hele groep. Welke overeenkomsten zijn er? Welke verschillen? Zijn er nog onduidelijkheden?

2 Spiegel-reflectie
Beantwoord bij deze leertaak de volgende vragen over je werkwijze:
a Ik verwachtte ...
b Ik dacht ...
c Ik was ...
d Ik hoorde ...
e Ik deed ...
f Ik vond ...
g Ik luisterde ...
h Ik voelde ...
i Ik leerde ...
j Ik zag ...
k Ik ...
Bespreek de reflectie in de subgroep waarmee je samenwerkte.

Leertaak 10

Zorg en financiën

Nicolien gebruikt in de casus handcrème om haar handen te verzorgen. De afdeling heeft gekozen voor een ander, een goedkoper merk handzeep die even goed schoon wast maar minder vriendelijk is voor de huid.

Oriëntatie

Een geliefd onderwerp in de politiek en de media is het financieringssysteem waarmee de kosten, die in de gezondheidszorg worden gemaakt, betaald worden. Waar komt het geld dat nodig is voor de zorg eigenlijk vandaan, hoe gaan instellingen hiermee om en wat merk je op een verpleegafdeling van de genomen maatregelen?

Het voorbeeld van de handcrème is een klein voorbeeld van wat een afdeling kan doen om de kosten te drukken en zodoende ruimte voor andere benodigdheden te creëren in het budget. In deze leertaak onderzoek je de structuur van het bekostigingssysteem op macroniveau en kijk je verder naar de invloeden van deze structuur op meso- en microniveau.

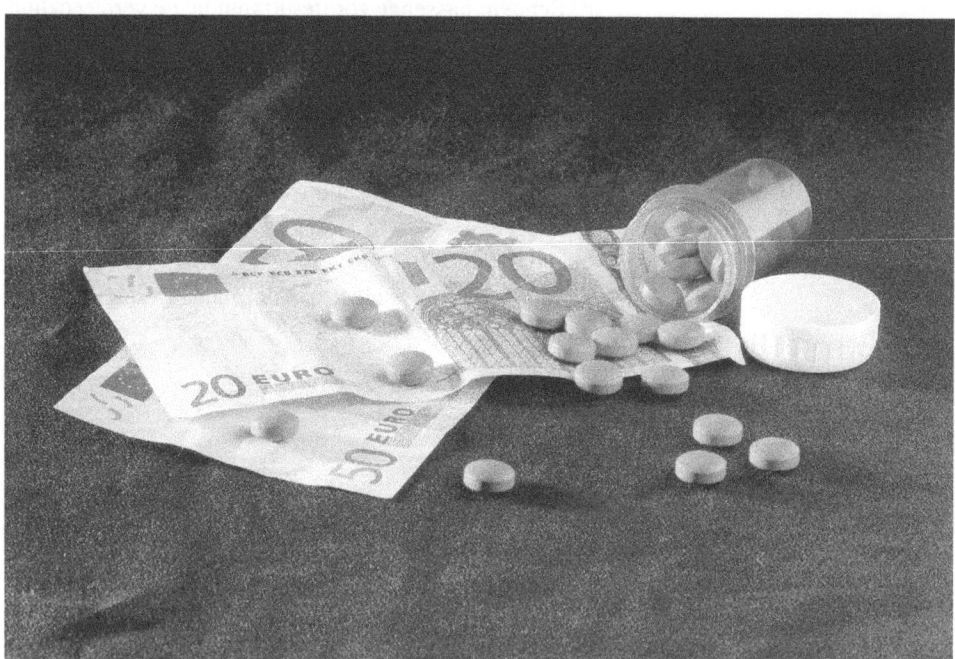

Waar komt het geld voor de gezondheidszorg vandaan?

Doelstellingen

Na het werken aan deze leertaak kun je:
- de hoofdlijnen schetsen van het financieringssysteem op macroniveau
- hieruit afleiden welke gevolgen dit systeem heeft voor het opstellen van een budget op instellings- en afdelingsniveau
- schematisch weergeven welke soorten budgetten er zijn en uit welke posten een budget is opgebouwd
- kostenbewust werken.

Planning

Bespreek in je subgroep hoe en wanneer je aan de opdrachten gaat werken. Maak de opdrachten in de aangegeven volgorde.

Richtlijnen voor de studiebelasting:

Oriëntatie en planning	0,5	sbu
Opdracht 1	5	sbu
Opdracht 2	4	sbu
Opdracht 3	3,5	sbu
Evaluatie	1	sbu
Totaal	14	sbu

Literatuursuggestie
G.G. van Merode e.a, *Beheersing in de Zorg* en Th. Kedzierski e.a., *Kwaliteit en Beheer, instrumenten voor de manager in de zorg*, zie literatuurlijst.

Uitvoering

Opdracht 1 **waar komt al dat geld vandaan? (macroniveau)**

Wat weet je van het financieringssysteem in de gezondheidszorg? Waar denk je dat het geld om zorg mogelijk te maken vandaan komt? Hoeveel bedragen de kosten op jaarbasis voor de gezondheidszorg? Bespreek je huidige kennis in een subgroepje en stel vast welke kennis nog ontbreekt.

a Zoek op internet, in boeken of artikelen naar informatie over de ontbrekende kennis, kosten, budgettering en relevante wetgeving in de gezondheidszorg. Maak in een schema duidelijk welke geldbronnen een rol spelen, welke geldbedragen ermee gemoeid zijn en aan welke posten deze besteed worden. Overleg je schema en bespreek de uitkomsten klassikaal.

b Welke factoren zijn van invloed op het financieringssysteem van de gezondheidszorg? De politiek speelt hier een grote rol in; wat vind je van deze rol? Zoek in subgroepen naar informatie. Discussieer daarna klassikaal over de stelling 'Binnen de gezondheidszorg zijn geen grenzen, iedereen heeft recht op alle vormen van zorg, wat de kosten hiervan ook zijn'. Probeer tijdens de discussie een mening te vormen en je argumentatie te onderbouwen. Zet je conclusies naar aanleiding van de discussie op een half A4'tje.

c Schets de toekomstplannen voor een nieuw financieringssysteem in de gezondheidszorg.

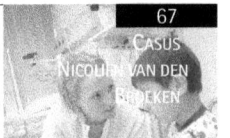

Wat zijn de belangrijkste verschillen met het huidige systeem? Gebruik voor het uitwerken van deze opdracht de meest recente literatuur of sites die je kunt vinden.

Opdracht 2 hoe gaat een instelling om met haar budget? (mesoniveau)

a Zoek in de literatuur of op internet naar informatie over instellingsbudgetten. Probeer de volgende items in je onderzoek te betrekken:
- de definitie van de term budget
- de werking van het systeem budgetfinanciering
- de gevolgen van invoeren van de budgetfinanciering in 1983 voor gezondheidszorginstellingen
- het persoonsgebonden budget.

b Maak van je bevindingen een verslag en lever dit in bij de docent.

c Bedenk voorbeelden in de thuissituatie waarin kinderen in aanmerking komen voor een persoonsgebonden budget. Bespreek je ideeën in een subgroep en probeer je mening te onderbouwen.

d Zoek uit welke kostenposten er voorkomen op een intern budget van een instelling. Verplaats je in de rol van de directie van een ziekenhuis. Wie zijn er met jou medeverantwoordelijk voor het financieel beleid? Hoe ziet volgens jou de verdeling van het geld over de verschillende posten eruit? Schrijf je bevindingen op en ga hierover in gesprek met groepsgenoten.

e De groep wordt opgesplitst in drie groepen. Verdeel in de groep de rollen van directie en twee andere medeverantwoordelijken voor het opstellen van het interne budget. Voorafgaand aan de discussie worden voor elke rol argumenten opgeschreven waarom jij vindt dat er aan de post waar jullie verantwoordelijk voor zijn meer geld moet worden besteed. De discussie vindt plaats tussen de directie en de twee andere gekozen rollen. Overleggen met de achterban mag.
Deze discussie is bedoeld om inzicht te verkrijgen in het doel van budgetteren. Maak tijdens de discussie gebruik van de uitkomsten van de voorgaande opdrachten.

Opdracht 3 de afdeling en het budget (microniveau)

a Zoek uit hoeveel een doos met 5cc-spuitjes kost. En wat kost een pak luiers, een blik babyvoeding, een monitor of een couveuse? Maak eerst voor jezelf een schatting en informeer dan eens bij de afdeling 'inkoop' van het ziekenhuis waar je werkt of stage gaat lopen.

b Gerard is de teamleider uit de casus. Hij is gedeeltelijk verantwoordelijk voor het budget van de kinderafdeling. Hoe ziet een budget van een afdeling eruit? Welke posten staan hierop vermeld? Verwerk deze gegevens in een schema.

c Wat is waarschijnlijk de hoogste kostenpost van het afdelingsbudget? Vraag eens of je een blik mag werpen op een afdelingsbudgetoverzicht. Regel met een groepje een interview met een afdelingsmanager of teamleider.

d Stel voor aanvang van het gesprek relevante vragen op en laat deze goedkeuren door je docent. Voer het interview uit in een zorginstelling. Maak naar aanleiding van dit interview een verslag volgens de richtlijnen van *Hoe pak ik dat aan?* van M. Cox. Het verslag bevat maximaal vijf A4'tjes. Lever het verslag in bij de docent.

e Er kan ook gekozen worden om naar aanleiding van het literatuuronderzoek en van de uitkomsten daarvan de opgestelde vragen in de vorm van een presentatie of in een andere creatieve vorm te beantwoorden te presenteren.

f Ga in de schoenen van Gerard staan en bedenk wat zijn afdeling kan doen om te bezuinigen. Heb je misschien een creatieve oplossing om geld te besparen? Bespreek je bevindingen in een subgroep. Stel samen drie bezuinigingsmaatregelen op en breng deze in de

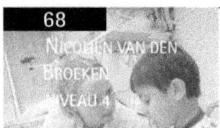

groep. De mogelijkheid bestaat om over de voorstellen te discussiëren. Bedenk dat alle bijdragen klein of groot welkom zijn.

Evaluatie

Kijk terug op de uitvoering van de leertaak.

Je hebt een indruk gekregen van het financieringssysteem in de gezondheidszorg op micro-, meso- en macroniveau. Het financieringssysteem is aan verandering onderhevig en daar krijg je als verpleegkundige op een afdeling mee te maken.

Bespreek samen met een groepsgenoot de volgende vragen:

1 Hoe verliep de samenwerking in de subgroepen en tijdens de discussies?
2 Welke opdrachten vond je leuk en welke opdrachten vond je minder leuk? Kun je aangeven waarom?
3 Wat is voor jou de meest verrassende uitkomst, het meest verrassende antwoord of de meest verrassende oplossing van deze leertaak?
4 Zijn er knelpunten geweest in de uitvoering van bepaalde taken? Wat ging juist goed?
5 Waar ga je tijdens de volgende stage met betrekking tot de kosten aandacht aan besteden?
6 Evalueer samen met de docent de uitkomsten van de vragen in de groep.

Leertaak 11

24-uurszorg

Het team bespreekt wie er vandaag op de couveusekamer, de vierpersoonszaal en de boxen gaat werken. Voor de continuïteit van zorg is het goed als de teamleden zo veel mogelijk voor dezelfde kinderen zorgen. Gerard geeft aan dat hij weer voor Marieke en Jesse wil zorgen, dat heeft hij de afgelopen twee diensten ook gedaan. Zij liggen samen op zaal. "Ik wil graag voor de kinderen in de boxen zorgen, net als gisteren", zegt Nicolien.
Er zijn vandaag geen geplande opnames. Nicolien weet uit ervaring dat de twee nu nog lege boxen nooit lang leeg blijven, er komen vaak acute opnames. Nicolien en Hilly, de stageaire, lezen samen de rapporten van Wietse, Yasmine, Femke en Mathijs door, zodat Nicolien telkens wat informatie over de kinderen aan Hilly kan geven. Nicolien spreekt met Gerard af om de zorg voor Marieke en Jesse over te nemen als hij vanmiddag naar een bespreking moet.

Ondertussen is het lunchtijd. Nicolien en Hilly gaan eerst samen met Gerard eten, want Gerard moet om half twee naar een bespreking. Nicolien draagt de kinderen voor de lunch over: Sjoerd moet in de gaten gehouden worden; de inmiddels gearriveerde moeder van Mathijs wil hem een flesje geven en zij wil ook worden geholpen met de slangen van de zuurstof en de saturatiemeter, zodat zij hem zelf kan voeden.

En opeens is het drie uur 's middags en zijn de collega's van de late dienst alweer aanwezig. Nicolien en Hilly laten de de collega's eerst de dossiers lezen en bespreken dan in het kort de vragen die zij nog hebben.
Op deze manier dragen zij de zorg voor de kinderen over en is hun vroege dienst afgelopen.

Oriëntatie

Je vindt onder andere in bovenstaande fragmenten iets van de continuïteit en coördinatie van zorg terug.
De verpleegkundigen van de kinderafdeling proberen op verschillende manieren de zorg af te stemmen. Het afstemmen van de zorg is belangrijk omdat de kinderen in de regel te maken krijgen met verschillende zorgverleners, ouders en vrijwilligers die ieder vanuit de eigen betrokkenheid bijdragen aan de zorg en het verblijf. Door coördinatie voorkom je dat de kinderen te veel, te weinig of op bepaalde gebieden geen zorg ontvangen. In die zin draagt coördinatie of afstemming bij aan het bieden van zorg op maat.
Bij continuïteit moet de zorg goed op elkaar aansluiten. Daarvoor is organisatievermogen en regelmatig overleg met alle op de zorg betrokken zorgverleners noodzakelijk.

Doelstellingen

Na het werken aan de leertaak kun je:
- de begrippen coördinatie, continuïteit en discontinuïteit verduidelijken en aangeven wat hierbij de kerntaken van de verpleegkundige zijn
- organisatievormen die een goede coördinatie mogelijk maken, toelichten
- het belang aangeven – en dit beargumenteren – van coördinatie van zorg voor jonge zorgvragers
- multidisciplinaire overlegsituaties bijwonen
- het belang van ouderparticipatie bij de coördinatie van zorg uitleggen
- een bijdrage leveren aan overleg met ouders en anderen.

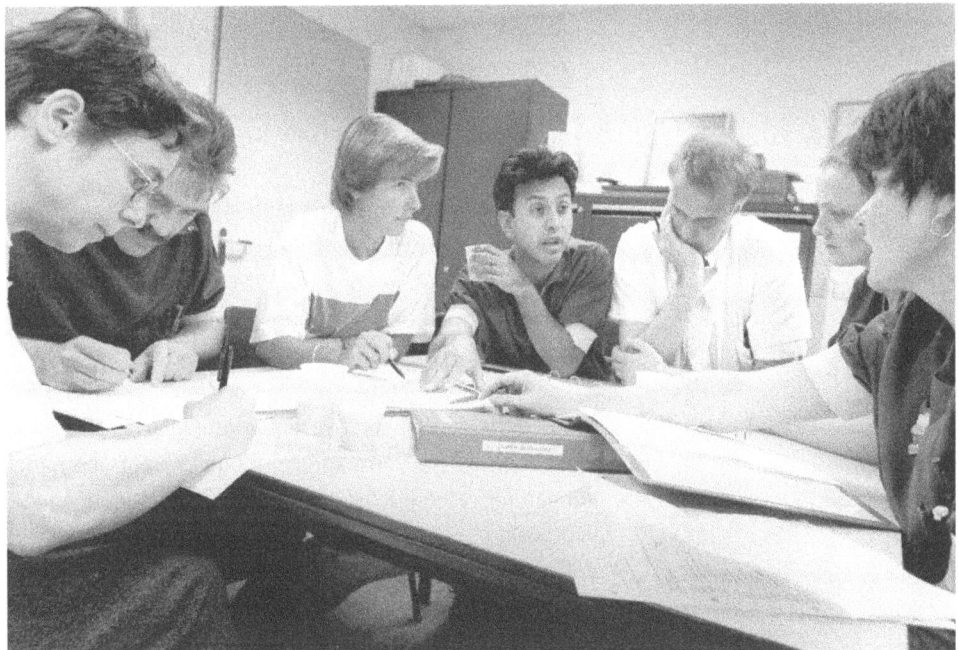

Multidisciplinair overleg.

Planning

Bespreek in je subgroep hoe en wanneer je aan de opdrachten gaat werken. In opdracht 5 wordt geadviseerd om gebruik te maken van videoapparatuur; reserveer deze tijdig. In opdracht 4 neem je interviews af. Plan deze tijdig. Maak de opdrachten in de aangegeven volgorde. Bekijk de literatuurlijst voor bronnenboeken.

Richtlijnen voor de studiebelasting:

Oriëntatie en planning	0,5	sbu
Opdracht 1	4	sbu
Opdracht 2	2	sbu
Opdracht 3	1,5	sbu
Opdracht 4	2,5	sbu
Opdracht 5	2,5	sbu
Evaluatie	1	sbu
Totaal	14	sbu

Uitvoering

Opdracht 1   het belang van coördinatie

De algemene kennis over coördinatie van zorg, die je in het eerste en/of tweede jaar van je opleiding hebt opgedaan, pas je nu toe op de zorg voor kinderen en jeugdigen. Beantwoord individueel kort onderstaande vragen en bespreek ze in de subgroep na.

a   Lees de casus nog een keer, vanuit de optiek van coördinatie van zorg. Streep fragmenten aan die over dit onderwerp gaan. Geef aan waarom je dit coördinatie van zorg vindt.

b   Wat versta je onder de begrippen coördinatie, continuïteit en discontinuïteit van zorg? Leg elk begrip met eigen woorden uit en geef een voorbeeld uit je eigen ervaring.

c   Coördinatie van zorg kan uit verschillende kerntaken bestaan:
   - plannen van interventies
   - plannen van tijd
   - overleggen
   - adviseren
   - advies vragen
   - knelpunten herkennen en bijdragen aan oplossingen.

   Bedenk bij iedere taak enkele voorbeelden van continuïteit en van discontinuïteit van zorg.

d   De organisatie in de verzorging is te onderscheiden in drie vormen:
   1   taaktoewijzing
   2   toewijzing van zorgvragers
   3   het systeem van eerst verantwoordelijke verpleegkundige.

   Bedenk bij iedere vorm zo veel mogelijk voor- en nadelen. In de praktijk zijn deze drie vormen niet zo duidelijk gescheiden en kom je mengvormen tegen. Geef daarvan een voorbeeld.

e   Wat vind je van onderstaande beweringen?
   - Volwassen, mondige zorgvragers hebben geen zorgcoördinator nodig.
   - Een zorgcoördinator is onmisbaar op de kinderafdeling.
   - Organisatietalent is het belangrijkst. Daarom hoeft een zorgcoördinator niet noodzakelijk een professionele zorgverlener te zijn.

f   Zorg is voortdurend aan veranderingen onderhevig. Geef hiervan drie voorbeelden uit zorg voor kinderen en jeugdigen.

g   Omdat kinderen vaak moeite met veranderingen hebben, moeten zorgverleners zich extra inspannen om op die veranderingen in te spelen. Geef bij ieder voorbeeld uit de vorige vraag aan hoe je dit als verpleegkundige kunt doen.

Opdracht 2   inhoud van het werk

In de zorg voor kinderen en jeugdigen wordt multidisciplinair samengewerkt, door onder anderen verpleegkundigen, pedagogisch medewerkers, artsen, fysiotherapeuten en psychologen/pedagogen. Multidisciplinair werken vindt meestal plaats in overlegsituaties, bijvoorbeeld bij het bespreken van het verpleegplan. Bij multidisciplinaire samenwerking is het belangrijk ieders verantwoordelijkheden te kennen, anders weet je niet wie je waarop moet aanspreken.

Vul in de kolommen in het schema op de volgende pagina in welke disciplines je tegenkomt in zorg voor kinderen en jeugdigen en waar zij verantwoordelijk voor zijn (met andere woorden: wat is de inhoud van het werk). Denk ook na over de bevoegdheden die nodig zijn om de verantwoordelijkheden te dragen. Nadat je het schema hebt ingevuld, vergelijk je de disciplines met elkaar. Je zult zien dat de een meer en zwaardere verantwoordelijkheden

heeft dan de ander. Ga dieper in op de verantwoordelijkheden van de verpleegkundige, in vergelijking met andere disciplines.
Vergelijk je bevindingen met die van de andere leden van je subgroep. Discussieer over de verschillen.

discipline	verantwoordelijk voor	daarbij hoort de bevoegdheid tot

Opdracht 3   intermediair

Soms moet je als spreekbuis voor kinderen en/of ouders optreden; dit vereist specifieke vaardigheden. Je probeert de wensen en behoeften van de kinderen en de ouders zo goed mogelijk kenbaar te maken vanuit je inlevingsvermogen, kennis en inzicht in het functioneren van het kind. Het is belangrijk voor de coördinatie en continuïteit van zorg de informatie aan anderen die bij de zorg betrokken zijn door te geven.
Denk na over de volgende vragen en zet je antwoorden op papier.

a   Hoe kijk je tegen je taak als intermediair aan?
b   In welk opzicht draagt je taak als intermediair bij aan de coördinatie en continuïteit van zorg? Noem voorbeelden.
c   Heb je ervaringen als intermediair? Zo ja, geef voorbeelden. Hoe kijk je erop terug? Wat vond je goed gaan en wat ging minder goed? Waar lag dat aan?
d   Als je geen ervaringen als intermediair hebt, hoe kijk je dan tegen deze toekomstige taak aan? Geef voorbeelden van hoe je van plan bent je rol als intermediair te vervullen.
e   Heb je ervaring met iemand die voor jou als intermediair optrad? Wat wil je zelf doen zoals hij/zij en wat ga je zeker anders doen? Waarom?
f   Zijn er volgens jou, als intermediair werkzaam voor kinderen, specifieke vaardigheden nodig?

Opdracht 4   is er nog plaats voor mij?

Wie bepaalt op welke zaal, unit of box het kind wordt geplaatst? Wie heeft daarbij welke rol, wie beslist waarover, en wat als blijkt dat iemand niet op zijn plaats is? Werk aan de opdracht in je subgroep. Maak vooraf een taakverdeling, bijvoorbeeld: de een benadert een verpleegkundige/zorgcoördinator van een kinderafdeling, een ander richt zich tot de planner van de opnames, weer een ander tot een ouder of tot een (ouder) kind.

a   Bereid je voor door je te verdiepen in de beschikbare literatuur over de indeling van een kinderafdeling. Zie hiervoor ook leertaak 1, opdracht 3.
b   Verdeel de leeftijdscategorieën of andersoortige indeling over de subgroepen. Geef antwoorden op de vragen in de inleiding van deze opdracht, aangevuld met de specifieke kenmerken van de groep/categorie van jouw keuze. Benader de genoemde personen met gerichte vragen voor een (zo nodig telefonisch) interview.
c   Maak een A4'tje waarop je de kenmerken en voorwaarden van de specifieke zaal/unit weergeeft. Maak kopieën voor de andere subgroepen en bespreek deze.

Opdracht 5 bespreken van het verpleegplan

Het verpleegplan en de bespreking hiervan vormen hét draagvlak voor continuïteit en coördinatie van de zorg.

Kies een van de verpleegplannen die je tot nu toe hebt uitgewerkt en ontwerp een rollenspel dat je gaat spelen met leerlingen uit je subgroep.

Voor het uitvoeren van het rollenspel kun je het boek *Hoe pak ik dat aan?* van M. Cox raadplegen. Overleg met je medeleerlingen en je begeleidend docent of video-opnames gemaakt kunnen worden, zodat naderhand nauwkeurig geëvalueerd kan worden.

In de bespreking van het verpleegplan zijn aanwezig:
- Nicolien, als zorgcoördinator
- Hilly, de leerling-verpleegkundige
- de kinderarts
- de pedagogisch medewerkster
- een andere discipline naar keuze
- eventueel de ouders.

Verdeel de rollen. De zorgcoördinator is voorzitter en vanuit die rol is er een agenda gemaakt, een notulist aangewezen en het concept verpleegplan tijdig aan de deelnemende zorgverleners bekendgemaakt. De bespreking duurt officieel een uur. In het rollenspel worden de volgende flitsen van die bespreking gespeeld:

a De eerste tien minuten om de verpleegproblemen te verduidelijken: definiëring van de problemen, mogelijke oorzaken en mogelijke gevolgen voor het kind en zijn ouders; stel de verpleegproblemen met elkaar vast.

b Vervolgens krijgt iedere zorgverlener vanuit zijn kerntaken en verantwoordelijkheden de gelegenheid om te reageren op de ingebrachte verpleegproblemen en op de visie op de therapeutische aanpak.

c Besluitvorming. Het doel is: de therapeutische aanpak voor het kind in de vorm van interventies en de te behalen doelstellingen of resultaten in een verpleegplan vast te stellen.

Vragen over de evaluatie van het spel al dan niet met behulp van de video-opnames:
- Is de bespreking goed voorbereid door de zorgcoördinator? Past het voorzitten bij de taak van zorgcoördinator?
- Heeft iedere zorgverlener vanuit de bij de discipline behorende kerntaken en bevoegdheden voldoende inbreng gehad?
- Was de inbreng zinvol? Droeg het overleg bij aan de coördinatie en continuïteit in de zorg?
- Is er als gevolg van de zorgplanbespreking voldoende gezegd en vastgesteld om een (multidisciplinair) zorgplan uit te kunnen werken?

Leg je bevindingen vast in je logboek of op portfolio.

Evaluatie

In deze leertaak ben je bezig geweest met de coördinatie en continuïteit van zorg voor kinderen en jeugdigen. Naast algemene opdrachten, heb je je verdiept in multidisciplinaire samenwerking.

Reflecteer op je eigen bijdrage aan de opdrachten:
1 Welk cijfer geef je jezelf voor jouw inhoudelijke bijdrage en welk cijfer voor je procesmatige bijdrage? Argumenteer je beoordeling.
2 Wat heb je gedaan met de feedback die je gekregen hebt?
3 Hoe beoordeel je de vaardigheden van Nicolien als intermediair op het terrein van de coördinatie en continuïteit van zorg? Argumenteer je beoordeling.

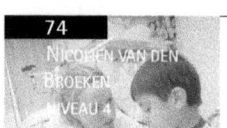

Evaluatie van de casus

Evaluatie-opdrachten

A
Herlees de 'Oriëntatie op de casus' en bekijk de vragen en antwoorden opnieuw. Ga na of je visie op de zorg voor zieke kinderen door de leertaken veranderd is. Zou je als verpleegkundige als collega van Nicolien willen werken op deze kinderafdeling?

1 Beschrijf op een half A4'tje hoe jouw visie op de zorg voor zieke kinderen was voordat je aan de leertaken begon en hoe je visie is nadat je de leertaken hebt afgerond.
2 Bekijk per leertaak de evaluatie en ga na welke onderdelen je beheerst en welke onderdelen nog verdere kennis, inzicht en vaardigheden vragen. Betrek hierbij ook je beroepshouding.
3 Voor de onderdelen die je nog niet goed genoeg beheerst geef je aan hoe je hiermee verder gaat. In overleg met de docent zoek je naar mogelijkheden om je op de betreffende onderdelen verder te ontwikkelen.
4 Welke problemen ben je tegengekomen in de aanpak van je leertaken wat betreft:
   - de voorbereiding en uitvoering van de leertaken
   - de organisatie
   - de literatuur
   - de begeleiding door de docent
   - het inschakelen van gastdocenten
   - het gebruik van hulpmiddelen
   - het gebruik van lokalen
   - het reserveren en bestellen van materialen?
   Hoe heb je de problemen opgelost?
5 Geef je mening over de samenwerking (sfeer, inzet, afspraken, taak- en rolverdeling). Beschrijf ook je eigen aandeel in het samenwerkingsproces. Ben je tevreden over jouw aandeel? Welke feedback heb je zoal gehad en wat heb je ermee gedaan? Ben je tevreden over het aandeel van je groepsgenoten? Welke feedback heb je gegeven en hoe werd daarmee omgegaan? Wat is jouw oordeel over het eindresultaat van het groepswerk?
6 Wat waren je verwachtingen aan het begin van de leertaken? Zijn deze uitgekomen? Wat is goed gegaan en wat ging minder goed? Waaraan ga je in de toekomst meer aandacht besteden? Waarom?
7 Hoe beoordeel je de werkvormen die in de leertaken gebruikt zijn? Welke hadden je voorkeur en welke vond je minder? Waar ligt dat aan?
8 Formuleer leerpunten naar aanleiding van deze evaluatie. Neem de leerpunten mee naar het volgende boek.

B
Organiseer een voorlichtingsbijeenkomst voor ouders over wat ze op een kinderafdeling kunnen verwachten. Verdeel in subgroepen de taken en onderwerpen. Stem goed af met

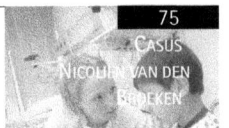

elkaar om dubbeling te voorkomen. Maak gebruik van flap-overs, multimedia, foldermateriaal en dergelijke, zoals je die ook tijdens het werken aan het werkboek van deelkwalificatie 411 gebruikt en gemaakt hebt.

De volgende onderwerpen komen terug:
- De verschillende zorgverleners op de kinderafdeling en hun taken.
- De rol van de ouders en verzorgers.
- De dagelijkse gang van zaken op de kinderafdeling (o.a. dagindeling, voeding en hygiëne).
- Het omgaan met bezoek.
- Het zorgplan.
- De afspraken over bereikbaarheid.

Deze voorlichtingsbijeenkomst kun je organiseren voor een andere lesgroep, indien mogelijk voor een parallelgroep of voor een groep uit de basisfase van de opleiding tot verpleegkundige.

Literatuur

Boog, W. (2002). *Inleiding in de verpleegkunde en aspecten van de verpleegkundige beroepsuitoefening*, niveau 4, BGO-reeks. Houten/Diegem: Bohn Stafleu Van Loghum.

Carpenito, L. (1998). *Zakboek verpleegkundige diagnoses*. Groningen: Wolters-Noordhoff.

Cingel, M. van der (2003). *De toepassing van klinisch redeneren*. Houten: Bohn Stafleu Van Loghum.

Cox, M. (2000). *Hoe pak ik dat aan? Werkvormen bij zorggericht*. Houten/Diegem: Bohn Stafleu Van Loghum.

Delhoofen P. (1996). *De student centraal*, handboek zelfgestuurd onderwijs. Groningen: Wolters-Noordhoff.

Gekwalificeerd voor de toekomst (1996). Kwalificatiestructuur en eindtermen voor Verpleging en Verzorging. Zoetermeer Rijswijk: Ministerie van OCW.

Hellema, F., Annema, C. e.a. (1998). *Standaard verpleegproblemen en -plannen*. Academisch Ziekenhuis. Groningen: Wolters-Noordhoff.

Hendriksen, J. (1998). *Intervisie bij werkproblemen*. Baarn: Nelissen.

Hertogs, E.M.V. en Heller, R. (1998). *Verplegen van zwangeren, pasgeborenen, kinderen en jeugdigen* Houten/Diegem: Bohn Stafleu Van Loghum.

Heyster, H. e.a. (1994). *Psychologie voor kinderverpleegkundigen*. Utrecht: Lemma.

Hoop, A. de en Van Vugt, G. (1998). *Coördinatie en continuïteit van zorg*, niveau 4, serie Traject. Baarn: Nijgh Versluys.

Jong, T. de e.a. (2001). *Verplegen van kinderen en jeugdigen*, serie Traject. Baarn: Nijgh Versluys.

Kedzierski Th. e.a. (2001). *Kwaliteit en Beheer*, instrumenten voor de manager in de zorg. Houten/Diegem: Bohn Stafleu Van Loghum.

Keuning, D. (1997). *Organisaties, management en organiseren in de gezondheidszorg*. Leiden: Spruyt, Van Mantgem en De Does.

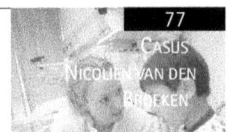

Kohnstamm, R. (2002). *Kleine ontwikkelingspsychologie*, deel 1, 5e druk, Het jonge kind. Houten/Diegem: Bohn Stafleu Van Loghum.

Merode G.G. van e.a. (2001). *Beheersing in de Zorg*. Maarssen: Elsevier Gezondheidszorg.

Mul, D. (1998). *Kindergeneeskunde*, niveau 4 en 5, BGO-reeks. Houten/Diegem: Bohn Stafleu Van Loghum.

NANDA *verpleegkundige diagnoses. Definities en classificatie 2003-2004*. Houten: Bohn Stafleu Van Loghum.

NDEC (Nursing Diagnosis Extension Classification) (1999). *Handboek Verpleegkundige Diagnostiek, Interventies en Resultaten*. Houten/Diegem: Bohn Stafleu Van Loghum.

Sagassar, J. (2003). *Als je kind naar het ziekenhuis moet*. Houten: M.O.M.

Schuil, P.B. e.a. (2000). *Nederlands Leerboek*, Deel B, 4e herziene druk. Assen: Van Gorkum.

Schutte, M.F., Bleker, O.P. e.a. (1998). *Verloskunde, gynaecologie en kindergeneeskunde*, niveau 4, BGO-reeks. Houten/Diegem: Bohn Stafleu Van Loghum.

Sparks, S.M. e.a. (2001). *Ouder-, kind- en jeugdzorg, verpleegkundige diagnoses en interventies*. Maarssen: Elsevier Gezondheidszorg.

Swaay M. van e.a. (2001). *Sandra van der Weide*, werkboek voor kwalificatieniveau 4, generieke fase. Houten/Diegem: Bohn Stafleu Van Loghum.

Telkamp, M. e.a. (1995). *Verpleegkundige zorg bij astma, chronische bronchitis en emfyseem*. Utrecht: De Tijdstroom.

Websites

Ministerie van WVC: www.min.wvc.nl
Vereniging Kind en Ziekenhuis: www.kindenziekenhuis.nl
Vereniging van Kinderverpleegkundigen: verenigingvankinderverpleegkundigen@hetnet.nl\

GPSR Compliance

The European Union's (EU) General Product Safety Regulation (GPSR) is a set of rules that requires consumer products to be safe and our obligations to ensure this.

If you have any concerns about our products, you can contact us on

ProductSafety@springernature.com

In case Publisher is established outside the EU, the EU authorized representative is:

Springer Nature Customer Service Center GmbH
Europaplatz 3
69115 Heidelberg, Germany

www.ingramcontent.com/pod-product-compliance
Ingram Content Group UK Ltd.
Pitfield, Milton Keynes, MK11 3LW, UK
UKHW051523180426
11947UKWH00018B/1550